AF302299

Inhaltsverzeichnis

1. Einleitung

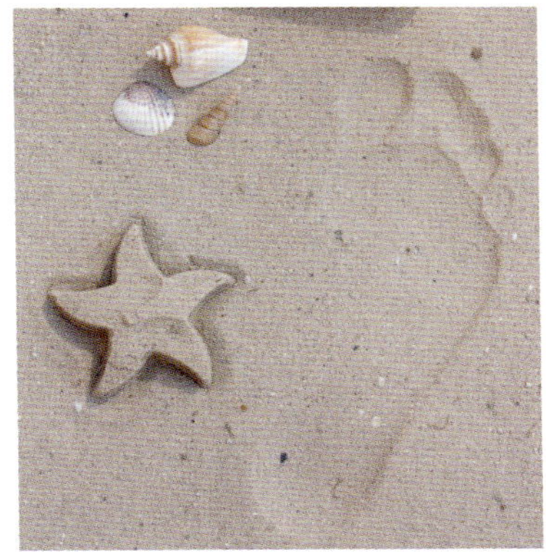

Schon kleine Kinder haben Spaß daran, aus Sand oder Matsch Skulpturen – in Form von Sandkuchen – zu formen. Die ersten Abformungen finden dort schon mit Hilfe einfacher Sandförmchen statt.

In Kindergarten und Schule oder zu Hause beim Basteln werden die ersten Erfahrungen mit Ton oder anderen Modelliermassen gemacht. Die Lust am Gestalten ist dem Menschen sozusagen in die Wiege gelegt. Je erwachsener man wird, umso wichtiger werden die Detailtreue und die Perfektion von selbst Gebasteltem. Gerade diese Ansprüche werden in hohem Maß durch Abformungen erfüllt. Hier mischen sich der eigene Ideenreichtum und die Fantasie mit vorgegebenen, bereits perfekten Formen.

Wie „gut" solch eine Abformung gelingt, hängt in erster Linie vom verwendeten Material ab. Aus der Schule kennen wir meist Gipsbinden oder Gips als Werkstoff für die Herstellung von Reliefformen. Damit lassen sich grobe Formen erzeugen, die anschließend mit Ton, Gips oder anderen geeigneten Materialien ausgeformt oder auch ausgegossen werden können. Wem besonders genaue und naturgetreue Abformungen wichtig sind, muss allerdings auf andere Materialien zurückgreifen. Für diesen Zweck besonders gut geeignet ist das Alginat, dass aus der Braunalge hergestellt wird. Als natürlicher, schadstofffreier Werkstoff ist Alginat ausgezeichnet geeignet, um auch feinste Details naturgetreu nachzubilden. Es wird aufgrund seiner Eigenschaften in vielen Bereichen eingesetzt, so für Abformungen in der Zahnmedizin, aber auch als Zusatz in Kosmetika und sogar bei der Nahrungszubereitung. In den letzten Jahren hat Alginat dann auch Einzug in den künstlerisch-gestalterischen Bereich gehalten. Es wird besonders gerne für Körperabformungen, aber auch im Modellbau verwendet, denn selbst feinste Strukturen werden genau nachgeformt.

Seit entdeckt wurde, dass bestimmte Inhaltsstoffe von Algen besondere Geliereigenschaften haben, hat sich ein immer größer anwachsendes Spektrum der Anwendungsmöglichkeiten gebildet. Seit mehreren Jahrzehnten wird das sogenannte Alginat technisch genutzt und hat tatsächlich eine wirtschaftliche Bedeutung erlangt. Was Alginat allerdings genau ist, wie es zusammengesetzt ist und was man damit alles anstellen kann, wissen die Wenigsten. Wir sind uns gar nicht bewusst, in welchen Produkten Alginat überall steckt und wofür dieses Naturprodukt überhaupt verwendet werden kann. Das folgende Buch wird sich in erster Linie mit der Nutzung von Alginat als detailgetreue Abformmasse beschäftigen, gleichzeitig aber auch einen Überblick über die übrigen Verwendungszwecke geben. Sie werden wahrscheinlich staunen, wie und wo das unscheinbare weiße Pulver überall eingesetzt werden kann.

2. Alginat – Was ist das überhaupt?

Meeresalgen und Tang bilden die Basis von Alginat. Vermischt mit Wasser wird es zu einem elastischen Gel, mit dem extrem genau Abdrücke von allen erdenklichen Vorlagen gemacht werden können. Die große Detailtreue, die damit erreicht wird, wird in erster Linie in der Zahnmedizin genutzt: Der Hauptverwendungszweck von Alginat liegt in der Herstellung von Zahn- oder Kieferabformungen. Aber auch als Trennmittel wird Alginat verwendet. Als Lösung angewendet, verhindert es, dass sich bestimmte Substanzen verbinden. Alginat ist als natürliche Substanz gesundheitlich unbedenklich und kann deshalb besonders gut für Körperabformungen verwendet werden.

2.1 Rohstoffe aus dem Meer – die Grundlage für Alginatsäure

Alginat kommt in den Zellwänden der Braunalge vor. Dort sorgt die Substanz zum einen dafür, dass die Zellwände ihre Form behalten, zum anderen sichert es die so wichtige Elastizität der Zellwände. Der Anteil an Alginat kann dort bis zu 40% der Trockenmasse betragen. Dies ist sehr wichtig, um die großen mechanischen Kräfte auszuhalten, der die Algen durch Meeresströmungen und Stürme ausgesetzt sind. Andere Organismen, die Alginat bilden, sind zum Beispiel die Azotobacter-Bakterien, die eine bedeutende Rolle im Stickstoffkreislauf spielen.

Das Alginat, das für die Herstellung von Abformmasse gewonnen wird, stammt von einigen Arten der im Meer lebenden Braunalgen. Diese Algenart kommt in etwa 1.500 bis 2.000 verschiedenen Arten vor und werden in tropischen Gewässern noch bis in eine Tiefe von 200 Metern nachgewiesen, Hauptverbreitungsgebiet sind die Küsten in den gemäßigten Zonen. Je nach Art können die Algen eine Länge von bis zu 100 Metern erreichen und werden dann als Tang bezeichnet. In der

Regel haften sie durch spezielle Organe an festen Unterlagen wie Muscheln oder Felsen an, teilweise treiben die Arten auch im Oberflächenwasser wärmerer Meere, wie zum Beispiel dem Sargassosee im Atlantik zwischen Florida und den Bermudainseln.

Die Braunalge kann auf verschiedene Arten geerntet werden. Zum Teil kommen dafür sogenannte Trawler zum Einsatz. Diese Schiffe sind speziell für den Einsatz von Schleppnetzen ausgestattet. Trawls heißen die Grundschleppnetze, mit denen eigentlich die Fische, die am Meeresgrund leben, gefangen werden. Ebenso wird für die Ernte der Braunalgen verfahren: Die Schleppnetze werden über den Meeresgrund über die Braunalgenfelder gezogen und die Algen werden mitgerissen. Immer noch gebräuchlich ist es auch, die Braunalgen vom Strand abzusammeln. Nach Stürmen, die sich auch unter Wasser ausgewirkt haben, sammeln sich die Algenpflanzen in großen Mengen am Strand und können bequem eingesammelt werden.

2.1.1 Braunalgen – hochentwickelte Unterwassergewächse

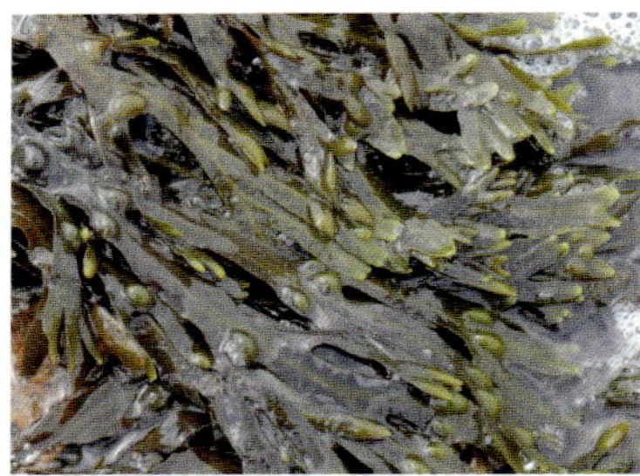

Die vielen verschiedenen Gattungen der Braunalgen wachsen zum Teil innerhalb der Küstengebiete. Die größeren Arten bilden ausgedehnte Algenfelder, die an flachen Küsten etwa fünf bis zehn Kilometer vom Ufer entfernt angesiedelt sind. Ist das Wasser klar, können sich die Algenfelder bis zu einer Tiefe von 30 Metern ausbreiten.

Die Vegetationskörper der Braunalgen sind so weit entwickelt wie bei keiner weiteren Algenart. Große Tange wie zum Beispiel die Laminaria sind in Rhizoid (das Haftorgan), Cauloid (die Achse) und Phylloid (die blattartigen Algenteile) untergliedert. Zwischen der Achse und dem „Blatt" befindet sich die meristematische Zone, das ist ein Bereich mit teilungsfähigen Zellen, der für das Nachwachsen der Alge zuständig ist. Wird Algenmaterial abgeerntet, kann dieses außergewöhnlich schnell nachwachsen, so dass immer ausreichende Mengen der Braunalge verfügbar sind.

Ihre charakteristische dunkelbraune bis olivgrüne Farbe erhalten die Braunalgen durch das Pigment Fucoxanthin, das nach einer Entdeckung japanischer Chemiker als Fatburner wirken soll. In Japan wird die Braunalge zur Zubereitung der traditionellen Misosuppe verwandt. Wer große Mengen dieser Suppe verzehrt, kommt allerdings kaum in den Fatburner-Effekt von Fucoxanthin. Dazu ist es erforderlich, den extrahierten Farbstoff zu konsumieren.

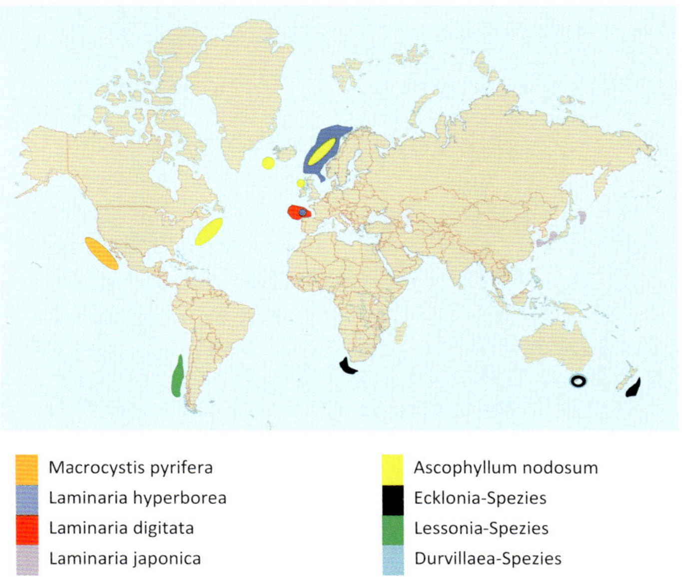

Alginat ist in allen Braunalgen enthalten. Für die Herstellung der Alginsäure werden allerdings nur großwüchsige Arten verwendet, die in der Regel in Kelp genannten Algenwäldern vorkommen und einen wichtigen Lebensraum für verschiedene Meerestiere darstellen.

> Die **Laminaria**, die in Nordostasien auch als Nahrungsmittel weit verbreitet ist, wird dort als Suppengrundlage, als süß-sauer eingelegter Snack oder auch als Grundlage von Tees verwendet.

> Der Riesentang **Macrocystis** gehört zu den am schnellsten wachsenden Pflanzen auf der Erde und kann pro Tag um bis zu 30 cm an Länge zulegen.

> Die Braunalge **Ascophyllum**, die auch als Knotentang bekannt ist, wächst an den Felsenküsten des Nordatlantiks in großen Mengen. Er ist besonders reich an Polysacchariden und wird sehr gerne für die Alginatgewinnung verwendet. Die Alge wird bei Ebbe von den Goémoniers, den Algenbauern geerntet und wächst 15 Jahre lang immer wieder nach.

> In der Antarktis wächst die **Durvillea**, eine Braunalge, die zu 48% aus Alginsäure besteht und als Heilpflanze benutzt wird. Der Alginanteil ist deshalb so hoch, weil die Alge einen großen Teil des Jahres unterhalb der Eiskappe überlebt. Der hohe Anteil an Polysacchariden sorgt für eine hohe Flexibilität der Zellwände und damit eine hohe Widerstandskraft gegen die Kälte.

2.1.2 Algengewinnung weltweit – Tendenz steigend

Weltweit werden mehr als 40.000 Tonnen Alginat pro Jahr gewonnen, die Tendenz ist steigend. Denn es werden immer mehr Anwendungsgebiete der Substanz in allen Lebensbereichen entdeckt. Hauptproduzenten sind die USA, Großbritannien, Norwegen, Kanada, Frankreich, Japan und China. Alginat kommt in den Produktionsländern selbst zum Einsatz, wird aber auch in andere Länder – unter anderem auch nach Deutschland – exportiert.

Braunalgen werden auf verschiedene Arten und wenn möglich maschinell und vollautomatisch geerntet. An der Pazifikküste Kaliforniens pflügen sogenannte „kelp harvester" durchs Wasser, die ähnlich wie Mähmaschinen funktionieren. Sie schneiden die Algen ab und nehmen das Mähgut anschließend an Bord auf. Die Vorkommen von Braunalgen in Norwegen werden mit speziell ausgerüsteten Trawlern ebenfalls vollautomatisch geerntet. Die Algen werden in Wassertiefen von zwei bis fünfzehn Metern gekappt und aus dem Meer gesammelt. In der Bretagne verwenden die Algenfischer spezielle Boote, die mit einem sogenannten „scoubidou", einem rotierenden Gestänge ausgerüstet sind. Wie in einem Quirl verwickeln sich die Algen und können dann über eine hydraulische Vorrichtung an Bord genommen werden. Die Algenvorkommen in Schottland und Irland dagegen sind so schwer zugänglich, dass sie nach wie vor halbmechanisch geerntet werden müssen. Braunalgen innerhalb der Gezeitenzonen dagegen werden bei Ebbe einfach abgeschnitten und eingesammelt. In Irland und Frankreich werden zusätzlich noch die Algen genutzt, die an den Stränden angeschwemmt werden. Ganze 9.500 Tonnen treiben die Frühjahrsstürme jährlich an den irischen Strand bei County Clare, in Frankreich landen an der Küste in der Bretagne jährlich immerhin noch fast 500 Tonnen der Braunalge Laminaria hyperborea.

Direkt nach der Ernte werden die Algen grob gesäubert und getrocknet und an die Alginathersteller weitergegeben. Um das Alginat, das später für die Abformung verwendet wird, zu gewinnen, wird ein Extraktionsverfahren angewandt. Dazu werden die Algen gewaschen und vermahlen. In verschiedenen Extraktions- und Filterprozessen wird aus dem Algenpulver das reine Alginat gewonnen.

2.2 Alginat – ein ganz besonderer Stoff

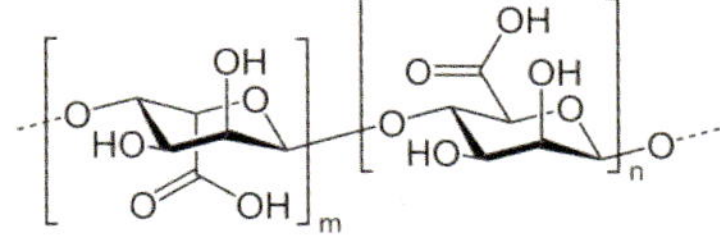
Struktur der Alginsäure

Betrachtet man Alginate mit den Augen eines Chemikers, dann haben sie den Charakter von Polysaccharid-Derivaten, also Mehrfachzuckern mit mehr als zwei Zuckermolekülen, allgemein bekannte Polysaccharide sind zum Beispiel Stärke oder Zellulose. Diese Mehrfachzucker bestehen aus Kohlenstoff und Wasser und gehören zur Gruppe der Kohlenhydrate. Als Derivat werden Stoffe bezeichnet, bei denen ein Wasserstoffatom gegen ein andere ausgetauscht wurde. In der Arzneimittelindustrie werden Derivate genutzt, um aus medizinisch wirksamen Stoffen, gleich oder noch besser wirksame Substanzen zu entwickeln, die aber eventuell weniger Nebenwirkungen aufzeigen. Ein gutes Beispiel hierfür ist die Acetylsalicilsäure, die den medizinisch wirksamen Bestandteil von Aspirin darstellt. Sie ist ein Derivat der Salizylsäure, die weit weniger gut vertragen wird.

Alginate kommen in den Zellwänden der Braunalgen zusammen mit Zellulose vor. Während die Zellulose dafür sorgt, dass die Zellwände die nötige Festigkeit besitzen, bildet das Alginat zusammen mit Wasser eine schleimig-gallertige Masse in der Zellwand, in die die Cellulose-Bestandteile, die Fibrillen (langgestreckte Strukturen), eingebettet sind. Unlösliche Alginatgele verstärken die Zellwand zusätzlich und sorgen dafür, dass die Braunalge auch bei starker mechanischer Belastung, zum Beispiel durch die Meeresströmung, standhält.

2.2.1 Zusammensetzung und Abbindereaktion von Alginat

Alginate gehören zu den irreversibel (unumkehrbar) erhärtenden elastischen Abformmaterialien, das heißt einmal ausgehärtet, lässt sich die Abformung weder verändern noch in einen verarbeitbaren Brei zurückverwandeln. Im Alginatpulver sind Natrium- und Kaliumsalze enthalten, die sich leicht in Wasser lösen. Ein weiterer Bestandteil ist Kalziumsulfat, um die Abbindereaktion zu verzögern wird Natriumphosphat hinzugegeben. Vermischt man das weiße Alginatpulver mit Wasser, dann binden sich die schwer löslichen Kalziumionen (aus dem Kalziumsulfat) mit den wasserlöslichen Makromolekülen des Alginats. Daraus entsteht Kalzium-Alginat, das in Wasser nicht löslich ist. Das sichtbare Ergebnis dieser chemischen Reaktion zwischen den Alginatsalzen und dem Kalziumsulfat ist ein elastisches Gel, das schließlich zu einer festen Masse wird. Der Verzögerer Natriumphosphat verlangsamt diese eigentlich sehr rasch ablaufende Reaktion, indem er die Kalziumionen abfängt und bindet. Erst dann, wenn das Phosphat vollständig verbraucht ist, kann der Abbindevorgang so richtig in Gang kommen. Je nachdem, wie viel Verzögerer dem Alginat zugesetzt wird, unterscheidet man zwischen schnell und normal abbindenden Alginaten. Darüber hinaus kann die Abbindezeit auch durch die Wassertemperatur gesteuert werden: Warmes Wasser beschleunigt das Abbinden des Alginatbreis, kaltes Wasser verlangsamt die Reaktion. Die tatsächliche Verarbeitungszeit ist auf der Verpackung des Herstellers angegeben und bezieht sich in der Regel auf eine Wassertemperatur von 23 Grad.

Weitere Inhaltsstoffe im Alginatpulver verbessern die Verarbeitbarkeit. Je nach Hersteller sind verschiedene anorganische Füllstoffe wie Kieselgur, Talkum oder Zinkoxid enthalten. Diese bestimmen die **Viskosität** des Alginatbreis und erhöhen die Festigkeit des abgebundenen Materials. Je nach

Viskosität

Dieser Begriff bezeichnet die Zähflüssigkeit eines Materials. Je größer die Viskosität, umso dickflüssiger und weniger fließfähig ist ein Stoff.

Einsatzgebiet werden Farbstoffe oder andere Zusatzstoffe beigemischt, um bestimmte Eigenschaften des Alginats zu erzielen.

So werden zum Beispiel in der Dentaltechnik Geschmacksverbesserer beigemischt. Die Zutatenliste einer Alginatmischung könnte zum Beispiel so aussehen:

Gesundheitsgefährdende Stoffe:

> Kalium-Fluor-Titanat
> Kieselgur als Füllstoff

Unbedenkliche Stoffe:

> Triethanolamin-Alginat
> Calciumsulfat Dihydrat (Gips)
> Tetranatrium- Pyrophosphat (TSPP)
> Magnesiumoxid
> Natriumalginat

Alginate für Körperabformungen und Zahnabdrücke sind staubfrei und frei von Glasfaserspänen oder anderen Stabilisatoren. Im Gegensatz dazu gibt es Produkte, die zur Verbesserung der Stabilität Späne enthalten. In der Praxis zeigt sich jedoch häufig, dass diese Alginate, die zum Teil auch als „Superalginat" bezeichnet werden, keine signifikanten Vorteile haben. Der Umgang mit dem Material erfordert im Gegenteil die Einhaltung von sicherheitstechnischen Maßnahmen aufgrund des Fasergehaltes, der für den Laien oft schwer durchzuführen ist.

2.2.2 Materialeigenschaften

Aufgrund seiner besonderen Materialeigenschaften ist Alginat besonders gut geeignet, um vorhandene Strukturen detailgetreu abzubilden. Alginat wird als trockenes Pulver angeliefert und kann in dieser unscheinbaren Form gut aufbewahrt werden. Je nach Hersteller hat das Alginat unterschiedliche Farbnuancen. Immer aber wird es staub- und bleifrei geliefert, um gesundheitliche Schäden durch das

Einatmen des Pulvers auszuschließen. Seine spezifischen Eigenschaften entfaltet die Substanz erst dann, wenn sie mit Wasser zu einem Alginatbrei angemischt wird:

> Wie viskos, also wie fließfähig der Alginatbrei ist, wird durch die Menge an zugegebenem Wasser gesteuert. Der Hersteller des jeweiligen Produktes gibt hier genaue Dosierungsanweisungen, die beachtet werden sollten, um zu einem guten Ergebnis zu kommen.

> Durch die geringe Korngröße der Füllstoffe und durch die Art der enthaltenen Makromoleküle (Polymere, aus vielen gleichen Teilen aufgebaute Moleküle) kann sich die Alginatmasse sehr fein um die Strukturen legen und sie dementsprechend genau abbilden. Für das menschliche Auge reicht diese Genauigkeit bei weitem aus und man kann über die Feinheit nur staunen, mit der zum Beispiel bei der Körperabformung sogar Poren und kleinste Fältchen nachgebildet werden. Die Alginatabformungen dienen in der Regel zur Herstellung von Situationsmodellen, an denen sich der Ist-Zustand des Kiefers und der Zähne ablesen und das weitere Vorgehen planen lässt. Für die Herstellung von Kronen oder Inlays werden allerdings andere Materialien genutzt, die noch detaillierte Ergebnisse liefern können. Dies sind zum Beispiel Silikone, Polysulfide oder Polyethern.

> Hat das Alginat abgebunden, ist es jedoch keinesfalls eine feste Masse, sondern fühlt sich eher an (und verhält sich auch so wie ein wabbeliger Pudding. Ausgesteiftes Alginat klebt nicht und behält auch seine Form, reißt aber leicht und ist nur in eingeschränktem Maß verformbar oder elastisch.

> Nachdem das Alginat angerührt und die Abformung hergestellt wurde, kommt es zu einer Verdunstungsreaktion des Wassers, das

locker zwischen den Makromolekülen gebunden ist. Je nachdem, ob die Abformung feucht oder trocken gelagert wird, quillt sie auf oder schrumpft durch die Verdunstung des Wassers ein. Daraus ergeben sich Änderungen in der Dimension, die sich auf das Modell auswirken, dass aus der Abformung hergestellt werden soll. Um ein wirklichkeitsgetreues Ergebnis zu erzielen, ist es wichtig, die Abformung möglichst sofort auszugießen. Länger als eine Stunde sollte man nicht damit warten. Allerdings gibt es im zahnmedizinischen Bereich mittlerweile Produkte, die bis zu fünf Tage gelagert werden können, ohne dass es zu relevanten Größenänderungen kommt.

➢ Alginat gehört zur Gruppe der Hydrokolloide, das sind Substanzen, die überwiegend natürlichen Ursprungs sind und die Fähigkeit zur Gelbildung besitzen. Diese Hydrokolloide besitzen im abgebundenen Zustand Elastizität, so dass auch sich überlagernde Stellungen wiedergegeben werden können. Werden diese Stellen beim Abziehen „aus der Form gebracht" bilden sie sich allerdings nicht immer zufriedenstellend zurück. Die Gefahr, dass die Abformmasse reißt kann dadurch begrenzt werden, dass die Dicke an solchen Stellen mindestens vier Millimeter beträgt.

2.2 Geschichte des Alginats

Der britische Chemiker und Pharmazeut Stanford gilt als Entdecker des glibberigen Stoffes. Im Jahr 1880 extrahierte er zum ersten Mal Alginsäure aus Braunalgen. Er entdeckte das Potential der Substanz und ließ sich das von ihm entwickelte Verfahren schon ein Jahr später patentieren. Um Algin zu extrahieren, wurde der Seetang in Wasser oder verdünnte Säure eingeweicht, mit Natriumkarbonat extrahiert und anschließend mit Säure ausgefällt.

Stanford gab dem Alginat auch seine Namen: Als „Algin" bezeichnete er die löslichen Stoffe, „Algin Acid" (Alginsäure) nannte er den ausgefällten Stoff, den man erhält, wenn man das Algin mit Säure mischt. In den Vereinigten Staaten wurde das Verfahren zur Extraktion von Alginat in seiner reinsten Form fast zeitgleich entwickelt und bereits 1896 von Krefting patentiert. Bis das Polysaccharid jedoch industriell gewonnen wurde, dauert es noch bis in die 1920er Jahre. Die kalifornische Kelco Company, die 1929 gegründet wurde, ist bis heute einer der größten Alginatproduzenten und hält verschiedene Patente für die Verwendung von Alginat, so zum Beispiel zur Nutzung von Alginaten als Bestandteil von strukturierten Fleischprodukten aus der Lebensmittelindustrie: Alginatgelee für die Herstellung von strukturierten Fleischprodukten (DE68910011T2 14.04.1994)

3.   Einsatzgebiete von Alginat

Heute werden Alginate in vielen – oft unvermuteten Bereichen eingesetzt. Praktische, technische und medizinische Anwendungen sind genauso möglich wie die Verwendung im künstlerischen Bereich und – man glaubt es kaum – selbst in die moderne Küche hat Alginat Einzug gehalten und ermöglicht Speisenkreationen, die Auge und Gaumen erfreuen. Das Alginate auch als Zusatzstoff in der Lebensmittelindustrie verwendet werden, sind sie auch unter den E-Nummern vertreten.

3.1   Praktische Anwendungen

Alginat in der Kosmetik

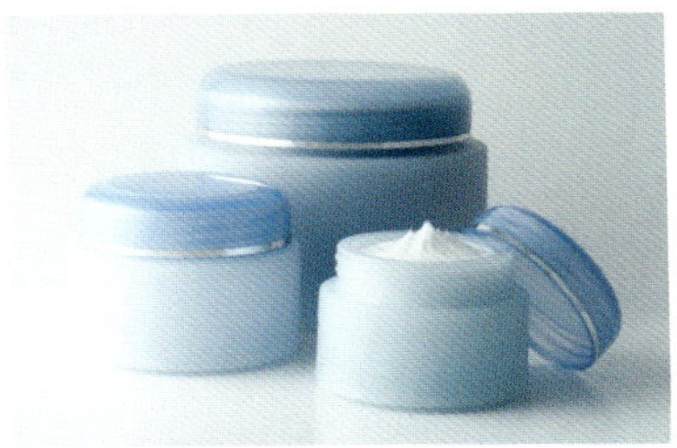

Alginat gehört zu den Polysacchariden, die in verschiedenen Formen schon lange Bestandteil von Kosmetikprodukten sind. Wir sehen und riechen diese Wirkstoffe nicht und doch sind siewichtig, um Wirkung und Konsistenz der verschiedensten kosmetischen Produkte zu bestimmen. Die besondere Quellfähigkeit des Algins macht das Material in der Kosmetik für viele Zwecke geeignet.

Calciumalginat kann mehr als das 100-fache seines Gewichts an Wasser aufnehmen. In Kosmetika, zum Beispiel in Cremes oder Lotionen beigemischt, bildet die Alginsäure auf der Haut einen Oberflächenfilm, der Feuchtigkeit und ebenso Schwermetallionen bindet, die für die Bildung von Radikalen und Oxidationsprozessen verantwortlich sind. Der Oberflächenfilm hat in begrenztem Maße zusätzlich eine straffende Wirkung. Da Natrium- und Kaliumsalze der Alginsäure wasserlöslich sind, bewirkt Algin in emulgatorfreier Kosmetik, dass die sogenannte

„Ölphase", also die Phase, in der die einzelnen Stoffe vermischt sind, stabiler wird. Alginate werden von der Haut nicht aufgenommen, ihr **ph-Wert** ist neutral.

Alginat bildet die Trägermasse für Mineralstoffe und Vitamine und ist in Gesichtsmasken enthalten, die auf der Haut einen festen Film bilden. Dieser kann einfach abgezogen und entsorgt werden. Wer Alginatreste übrig hat, kann folgendes Kosmetikrezept zum Selber machen ausprobieren:

Kosmetikrezept: Deo Roll on mit Alginat

Besonders unter den Achseln ist die Haut oft sehr empfindlich. Wer unter den vielen Deodorants und Deorollern nicht das Richtige findet, kann sich mit folgenden Zutaten ein gut wirkendes und hautverträgliches Deo herstellen. Auch wenn die „chemische Keule" in Form von Schweißblockern außen vor bleibt, erhält man ein brauchbares Produkt, das unangenehmen Schweißgeruch stoppt, beziehungsweise gar nicht erst entstehen lässt.

Die Zutatenliste:

- ✓ 2,5 Gramm Odex (Deowirkstoff aus der Apotheke)
- ✓ 12 bis 20 Tropfen Famesol (desodorierend und entzündungshemmend, in der Apotheke erhältlich)
- ✓ 2,5 Gramm Hamamelis- oder Kamilleextrakt
- ✓ 40 ml kosmetisches Basiswasser
- ✓ 1 bis 2 Gramm Alginat
- ✓ 60 ml kaltes, destilliertes Wasser

✓ 20 bis 30 Tropfen ätherisches Öl, zum Beispiel Orange (erfrischend) oder Ylang-Ylang (sinnlich)

Das Odex wird im kosmetischen Basiswasser gelöst. In diese Lösung wird das Alginat eingerührt. Als Gefäß sollte man ein sauberes (am besten ausgekochtes) Glas verwenden. Anschließend wird destilliertes Wasser aufgefüllt und das ätherische Öl zugegeben. Die Mischung wird im verschlossenen Schraubglas kräftig durchgeschüttelt.

Statt dem naturidentischen Wirkstoff Famesol kann auch Teebaumöl verwendet werden. Bei sehr gereizter Haut kann Propolistinktur (etwa 2 Gramm) zugegeben werden.

Das fertige Deo wird in eine Deo-Roll-On-Flasche gefüllt und kann sofort benutzt werden. Da keine Konservierungsstoffe enthalten sind, sollte das Deo zügig aufgebraucht werden.

Alginat schafft perfekte Illusionen

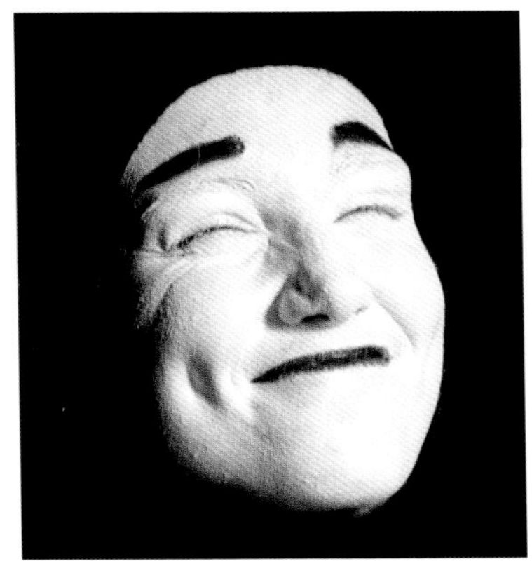

Aus der professionellen Maskenbildnerei ist das Alginat heute nicht mehr wegzudenken. In Theatern, aber auch in Filmstudios werden daraus perfekte und natürlich wirkende Gesichtsmasken erstellt – Grenzen gibt es hier kaum, auch falsche Gebisse, zusätzliche Körperteile und andere Requisiten können aus Alginat abgeformt werden. Die Abformung wird anschließend je nach Wunsch ausgegossen und weiterbearbeitet.

Anders als bei der Abformung mit Gipsbinden werden auch kleinste Details wie Hautporen und Lachfältchen nachgeformt. Diese Eigenschaft des Alginats macht das Material auch so beliebt für Körperabformungen.

Alginat als Bodenverbesserer

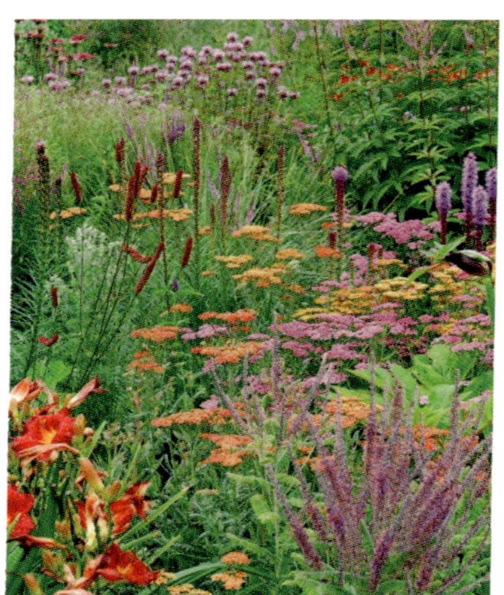

Dass man mit Hilfe von Braunalgen den Boden verbessern kann, ist in den Küstengebieten, in denen die Alge vorkommt, schon lange bekannt. In der modernen Pflanzenschutztechnologie wird Alginat mitverwendet, um die Bodenstruktur zu beleben und damit zu verbessern. Die bodenwirksamen Inhaltsstoffe der Braunalge wie zum Beispiel pflanzliche Hormone, Mineralstoffe oder Karbohydrate werden zusammen mit dem Alginat durch eine 100%-ige Verwertung der gesamten Pflanze erreicht.

Im Extrakt sind schließlich alle Wirkstoffe der Braunalge enthalten, die nachweislich den Boden und damit auch die Gesundheit und die Widerstandsfähigkeit der Pflanzen verbessern. Die Wurzeln werden gestärkt, die die Zellteilung stimuliert.

Kein Bodenverbesserungseffekt entsteht, wenn man das extrahierte Alginatpulver bzw. den ausgehärteten Alginatpudding aus der Abformung in den Boden einarbeitet. Alginatpulver wird mit Hilfe von Natrium und Salzsäure aufgeschlossen. Die wirksamen Bestandteile der Braunalge, die in natürlichem Zustand zur Bodenverbesserung beitragen, werden dabei zerstört.

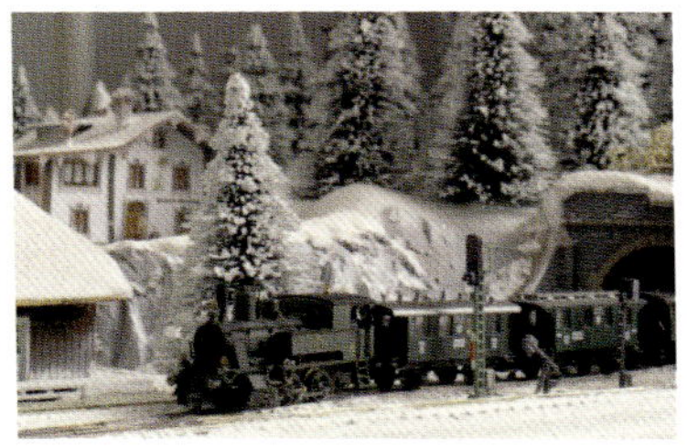

Weitere praktische Anwendungsgebiete für Alginat finden sich im Modellbau. Hier können Steine, Moose und andere Landschaftsstrukturen und – elemente abgeformt und anschließend ausgegossen werden. Auch Abformungen von (Modell)-Fahrzeugen sind möglich. Von der Detailtreue der Abformung mit Alginat profitiert man dabei ebenso wie in der Restauration. Hier wird das Material genutzt, um zum Beispiel teilweise beschädigte Skulpturen oder Reliefs wieder herzustellen.

In der Papierindustrie werden mit Alginaten Papier und Karton beschichtet, die Textildruckbranche nutzt das vielseitige Material, um das Fließverhalten der Druckpasten zu regulieren und um den Farbstoff zu fixieren. Bei der Herstellung von Farben werden die verdickenden und stabilisierenden Eigenschaften von Alginat genutzt, um die Pigmente zu stabilisieren und die Konsistenz der Farben zu optimieren. Interessant ist auch der Einsatz in der Kriminalistik. Dort wird das schnell abbindende Alginat für die Spurensicherung genutzt.

3.2   Medizinische Anwendungen

Zahnabdrücke aus Alginat

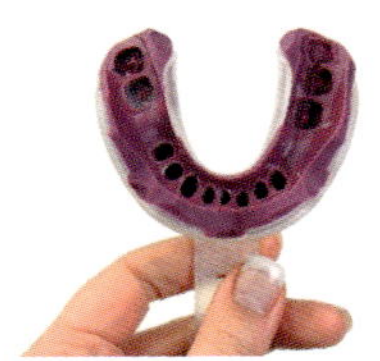

Die wohl bekannteste Verwendung von Alginat ist die Abformung von Zahn- und Kieferabdrücken in der Zahnheilkunde. Durch seine Zusammensetzung ist das Material gesundheitlich unbedenklich, die hohe Detailtreue ermöglicht das Herstellen von sehr genauen Arbeitsmodellen, die dann weiterverwendet werden. Für die Anfertigung von Inlays, Implantaten oder Prothesen ist Alginat allerdings immer noch zu ungenau in der Nachbildung. Dafür wird auf andere Abformmaterialien wie Polysulfide, Silikon oder Polyethern zurückgegriffen.

Alginat wird für sogenannte Situationsabformungen verwendet. Der Ist-Zustand der Zähne und des Kieferraums wird damit festgehalten. Anschließend wird aus der Abformung ein Modell gegossen, das für Dokumentation, Analyse und Planung für Prothesen oder Implantate verwendet werden kann. Für einfach Prothesen oder herausnehmbare kieferorthopädische Geräte (Zahnspangen) kann dieses Modell ebenfalls verwendet werden. Damit es für den Patienten nicht allzu unangenehm wird, sind die Alginatmischungen im Dentalbereich meist mit Geschmacks- und Farbstoffen versehen. Die Abformmasse schmeckt in der Regel nach Pfefferminze

Neben dem Einsatz als Abformmaterial werden Alginat-Lösungen verwendet, um zu verhindern, dass sich bestimmte Substanzen miteinander verbinden. So wird bei der Herstellung eines Modells das Gipsmodell des Zahns mit Alginatlösung bestrichen. Erst dann wird mit Acryl die gewünschte Form darauf modelliert, die sich durch die Isolierschicht aus Alginat wieder leicht vom Gips lösen lässt.

Alginat in der Wundversorgung

In der Medizin werden Alginat-Kompressen eingesetzt, um infizierte Wunden zu behandeln, Blutungen zu stillen, Wunden zu reinigen und um nässende Wunden zu trocknen. Das Alginat reagiert mit den Natriumionen im Wundsekret oder im Blut und verwandelt sich in ein Gel, das zum einen die Keime einschließt und zum anderen die Wundstelle feuchthält, wobei es gleichzeitig entstehendes Wundsekret aufsaugt. Durch das transparente Gel kann der Arzt die Wunde begutachten, ohne jedes Mal den Verband abnehmen zu müssen. Da das Alginatgel nicht mit der Wunde verklebt, bleibt der „Verband" schmerzarm und lässt sich später leicht entfernen. Bleiben dennoch einige wenige Restfasern in der Wunde zurück, werden diese vom Organismus absorbiert.

Alginat als Biomaterial

Biomaterialien sind synthetische oder anorganische Materialien, die in der Medizin eingesetzt werden. Dazu gehören zum Beispiel Metalle und Edelmetalle, Keramik oder Kunststoffe. Die Einsatzgebiete sind vielfältig: Künstliche Hüft- oder Kniegelenke, Zahnkronen, künstliche Herzklappen, Silikon für Brustimplantate, aber auch Kontaktlinsen gehören dazu. Alginat wird ebenfalls als Biomaterial verwendet. Es wird häufig genutzt, um körperfremde Zellen einzukapseln und damit zu verhindern, dass es zu Abstossungsreaktionen des Immunsystems kommt. Die Zellen, wie zum Beispiel insulinproduzierende Zellen von Spendern, verrichten im

„fremden" Organismus ihre Arbeit, geschützt von der Gelhülle des Alginats.

Alginat als Medikament

Da Alginat nicht verdaut wird, lässt es sich sehr gut als Medikament gegen Sodbrennen einsetzen. Das Gel bildet eine Sperre zwischen Magensäure und Speiseröhre. Dadurch, dass es mit Kohlendioxid versetzt ist, schwimmt es auf dem Mageninhalt und funktioniert so als mechanische Barriere. Der Reflux des Mageninhalts wird vermieden, ohne dass der Durchgang zwischen Magen und Speiseröhre gänzlich verschlossen wird. Diese Wirkung von Alginat wird schon seit über 30 Jahren in Form von verschiedenen Medikamenten genutzt. Darüber hinaus werden Alginate in sogenannten Retard-Medikamenten eingesetzt. Darunter versteht man Pillen, die ihre Wirkstoffe nach der Einnahme erst nach und nach an den Körper abgeben.

3.3 Anwendungen in der Kunst

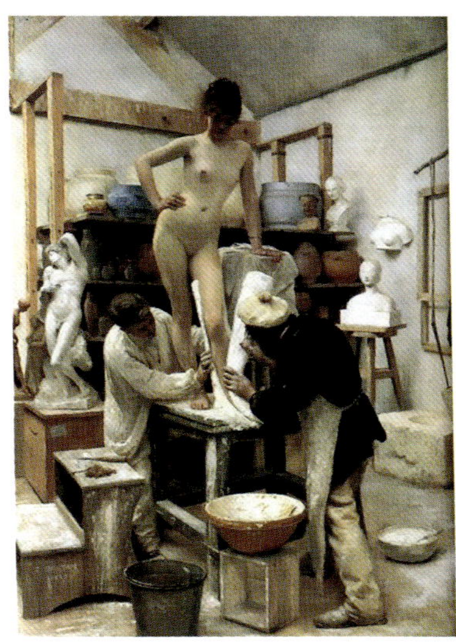

Körperabformungen wurden schon vor tausenden von Jahren für Totenmasken oder die Darstellung von Kaisern und Königen angewandt. Damals wurden Gips, Ton oder auch grobes Leinen verwendet. Heute werden Abformungen in vielen künstlerischen Bereichen gefertigt. Von der Teilkörper- bis zur Ganzkörperabformung, die anschließend mit verschiedensten Materialien ausgegossen wird bis hin zum Kulissenbau und zur Objektinstallationskunst sind Abformungen aus Alginat vertreten. Bekannte Künstler, die mit Abformungen bekannt wurden, sind zum Beispiel Edouard Joseph Dantan, Edward Kienholz, George Segal oder Duane Hanson.

3.4 Alginat in der Küche

Zusatzstoff Alginat in Lebensmitteln

Die Lebensmittelindustrie nutzt Alginat häufig und gerne; etwa ein Drittel der gesamten Produktion fließt dorthin. Als Lebensmittelzusatzstoff sind auch die Alginate zulassungspflichtig und müssen in industriell produzierten Lebensmitteln angegeben werden. Dies erfolgt in Form der **E-Nummern**.

Alginsäure   E 400

Natriumalginat   E 401

Kaliumalginat   E 402

Ammoniumalginat E 403

Calciumalginat   E 404

Alginate gehören zur Gruppe der Gelier- und Verdickungsmittel Die Lebensmittelindustrie nutzt die verschiedenen Eigenschaften der Alginate, um Konsistenz oder Aussehen von Nahrungsmitteln zu verändern. Die Fähigkeit der Substanz, eine viskose Sole zu bilden, macht sie geeignet als Verdickungsmittel und Stabilisator zu wirken. So findet man Alginat in Eis, Milchmixgetränken, Suppen, Soßen, Mayonnaisen oder Salatdressings.

Die Gelbildung wird für Tortenfüllungen, Desserts, Puddings und sogenannte restrukturierte Lebensmittel genutzt. Restrukturierte Lebensmittel werden aus Flüssigkeit und Alginat sozusagen rekonstruiert und ähneln in Geschmack und Konsistenz dem Originalprodukt. Ein Beispiel hierfür ist zum Beispiel die Paprikapaste in gefüllten Oliven.

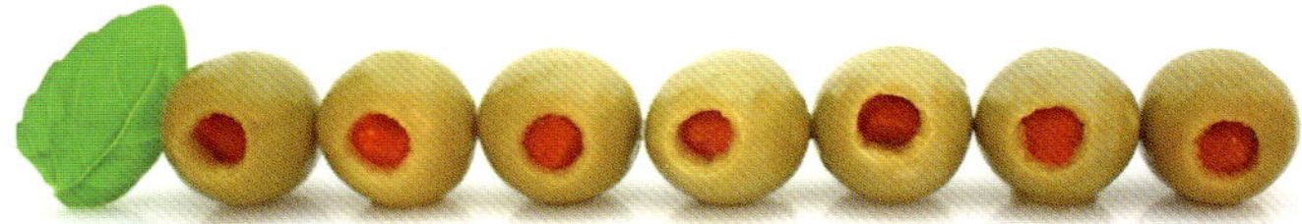

Alginate werden vom Körper nicht verwertet und tragen somit auch nicht zum Nährwert der Nahrung bei. Sie gelten als gesundheitlich völlig unbedenklich, demzufolge gibt es auch keine Beschränkungen oder Empfehlungen über eventuelle Höchstmengen, die verzehrt werden dürfen. Sie werden unverdaut wieder ausgeschieden.

Die wasserlöslichen Salze der Alginsäure werden gerne auch als Überzugmittel für Lebensmittel verwendet. Hauchdünn aufgetragen ist die Schicht nahezu unsichtbar, schützt aber Lebensmittel vor dem Austrocknen und hilft, beim Einfrieren und Auftauen die Stabilität zu erhalten. Da die Salze empfindlich gegen Hitze und Säuren sind, werden Sie bei der Zubereitung der Speisen aufgelöst. Ein Abkömmling der Alginsäure ist das Propylenglycolalginat (E 405). Es wird aufgrund seiner geringeren Unempfindlichkeit gegen Säuren und gegen Calcium gerne als Ersatz für Alginat verwendet. Propylenglycolalginat wird im Körper aufgespalten. Während der Alginsäureanteil unverdaut ausgeschieden wird, wird der Rest des Moleküls vom Körper verwertet.

Alginat in der Molekularküche – grenzenlos phantasievoll

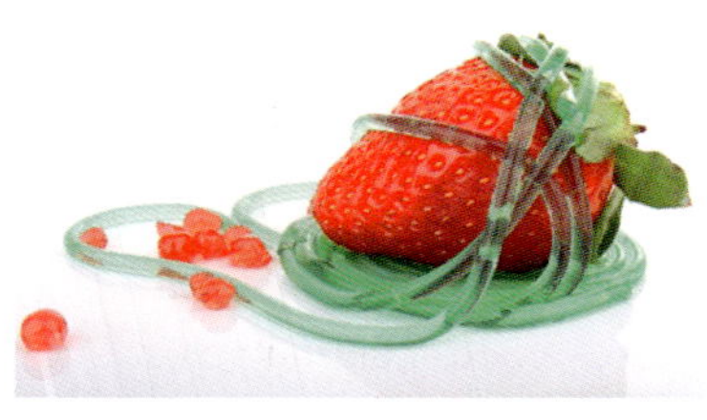

Der spanische Koch Ferran Adriá erfand die Molekularküche – Mit Mitteln aus der Industrie, unter anderem auch mit Alginat, kreiert er Speisen, wie er will und überrascht die Gäste in seinem Restaurant mit ganz unglaublichen Kreationen. Für Hobbyköche, die die Molekularküche selbst ausprobieren wollen, werden im Handel mittlerweile eine Vielzahl von Zutaten und Zubehörteilen angeboten. Durch die Eigenschaften von Alginat lassen sich die unterschiedlichsten Formen erzeugen, die ganz unglaubliche Highlights auf den Teller zaubern. Richtig zubereitet sehen die Kreationen so gut aus wie sie schmecken.

Besonders beliebt und bekannt ist der Melonenkaviar, der folgendermaßen hergestellt wird:

Für eine Portion Melonenkaviar nach Ferran Adriá werden folgende Zutaten benötigt:

- ✓ 800 Gramm Cantaloup-Melone (oder eine andere aromatische Melonenart)
- ✓ 2 Gramm Natriumalginat aus der Apotheke
- ✓ 5 Gramm Kalziumchlorid aus der Apotheke
- ✓ 100 Gramm feine Speckstreifen
- ✓ Geschroteter Kreuzkümmel

Für die Zubereitung des Kaviars wird zudem eine Einwegspritze mit großer Öffnung und etwa 60 ml Fassungsvermögen benötigt. Zum Abwiegen ist eine feine Waage erforderlich.

So wird der Melonenkaviar zubereitet:

Die Melone wird entkernt, geschält und püriert, anschließend lässt man die Masse in einem Passiertuch abtropfen. Von dem entstandenen Melonensaft misst man 250 ml ab und stellt diesen beiseite. 60 ml des Saftes werden mit dem Alginat vermischt und glatt verrührt, dann gibt man den restlichen Saft dazu und stellt die Mischung kalt.

Das Kalziumchlorid wird in 1 Liter Wasser vollständig aufgelöst. Nun wird der Melonensaft mit dem Alginat in die Spritze gezogen und tropfenweise in das Kalziumchloridwasser gegeben. Nach etwa einer Minute kann der fertige „Kaviar" mit einem Schaumlöffel entnommen werden. Er muss gut mit kaltem Wasser gespült werden.

Die Speckstreifen werden in der Pfanne angebraten und auf einem Teller mit jeweils einem Löffel Melonenkaviar und ein wenig Kreuzkümmel angerichtet. Dazu schmeckt sehr gut ein kurz angebratenes Gemüse.

Guten Appetit!

Anstatt mit Melone kann der Kaviar auch mit Campari, Saft oder anderen Grundstoffen zubereitet werden und verändert sich dementsprechend in Geschmack und Farbe.

Alginat als Quellmittel zum Abnehmen

Die Quellwirkung von Alginat und seine Fähigkeit, Flüssigkeit aufzusaugen und zu gelieren, wird auch in der diätetischen Ernährung genutzt. Kapseln mit Alginat aus der Braunalge Laminaria digitata werden als Quellmittel verkauft und sorgen im Magen für ein Sättigungsgefühl. Wer einen vollen Bauch hat, isst automatisch weniger – das ist klar. Nach etwa acht Stunden wandert das Gelpaket in den Darm weiter und wird unverdaut wieder ausgeschieden. Da für diese Verfahrensweise noch nicht ausreichend Studien vorhanden sind, ist die therapeutische Wirksamkeit der Alginatkapseln allerdings nicht ausreichend nachgewiesen.

4. Alginat als Abformmasse

Auf Grund seiner Eigenschaften ist Alginat eine beliebte Abformmasse, die besonders für Körperabformungen angewandt wird. Das natürliche Material ist gesundheitlich unbedenklich und kann auch zu Hause verwendet werden. Aus der Abformung kann durch Ausgießen oder Ausstreichen mit geeignetem Material eine detailgetreue und natürlich wirkende – oder auch künstlerisch verfremdete – Skulptur geschaffen werden. Plant man, eine Abformung von einem Körperteil oder einem bestimmten Gegenstand zu machen, sollte man sich vor der Auswahl des Abformungsmaterials folgende Fragen beantworten:

> Hat der Gegenstand oder der Körperteil, der abgeformt werden soll, starke Hinterschneidungen?

> Soll die Form ein- oder mehrmals benutzt werden?

> Mit welcher Gießmasse soll die Abformung ausgegossen werden?

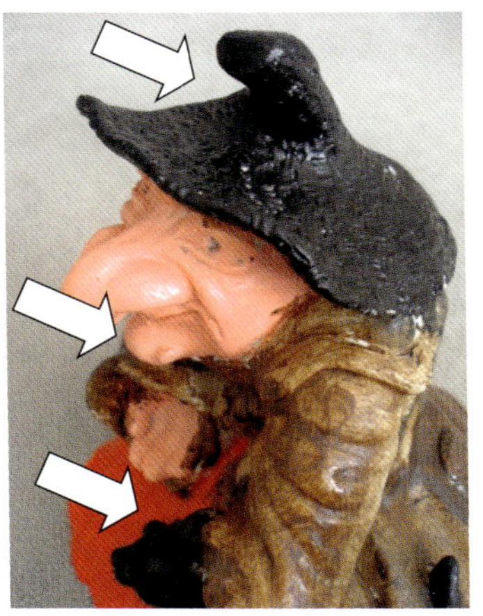

Hinterschneidungen

Den Bereich hinter abstehenden bzw. hervorstehenden Elementen des Urmodells (Pfeile Abbildung rechts) wie die Nase oder die Finger einer gekrümmten Hand bezeichnet man als Hinterschneidung. Liegen Hinterschneidungen vor, arbeitet man in der Regel mit zweiteiligen Formen.

Stellt man sich zum Beispiel einen Zylinder vor, der mit Alginatmasse umgossen wird, lässt sich dieser nach dem Aushärten leicht aus der Abformung entfernen. Hätte derselbe Zylinder eine „Taille", dann würde die Abformung bei der Entfernung des Zylinders zerstört. Den Bereich der Taille bezeichnet man als Hinterschneidung.

Alginat als Abformmasse ist dann geeignet, wenn eine Abformung erstellt werden soll, die elastisch ist. Liegen Hinterschneidungen vor, ist die Tauglichkeit eingeschränkt, je nach Modell können die Abformung aufgetrennt werden oder man arbeitet mit zweiteiligen Formen. Die Form kann in der Regel nur ein einziges Mal benutzt werden, da sie aufgrund Ihrer weichen Beschaffenheit meist beim Herauslösen des Abgusses zerstört wird. Selbst wenn die Abformung heil bleibt, schrumpft sie schnell und verliert dadurch die ursprüngliche Form. Ein weiterer Abguss würde zumindest anders aussehen. Sehr gut geeignet, um eine Alginatabformung auszugießen, bzw. auszuformen ist Gips, insbesondere Marmorgips. Ebenso möglich ist es, die Abformung mit Polymergips, Ton oder schnell härtendem Gießharz auszuformen; wobei bei der Verwendung von Gießharz (PUR-Harz) einige Einschränkungen und Besonderheiten zu beachten sind. Insbesondere die Klassifizierung als gefährlicher bzw. reizender Stoff erfordert einen sorgsamen Umgang mit dem Material. Will man weiche und realistisch wirkende Modelle formen, eignet sich Silikon-Kautschuk auch als Gießmasse. Das Material wird zum Beispiel im Bereich der Filmeffekte verwendet, um realistische Modelle von Körperteilen nachzubilden. Im Bereich der Genitalabformung gibt es Sets, aus denen man mit Hilfe von Alginatabformungen und Silikon als Gussmasse Dildos und Vibratoren herstellen kann.

Metalle wie zum Beispiel Zinn, Zink oder Metalllegierungen eignen sich nicht für die Verwendung im Zusammenhang mit Alginatabformungen, da Alginat nur bis zu einer Temperatur von etwa 60 Grad hitzebeständig ist. Der Schmelzpunkt von Zinn liegt bereits bei über 200 Grad. Kommt Zinn mit Wasser in Berührung, wird das flüssige Zinn verspritzt (zur Erinnerung: Beim Aushärten des Alginatbreis wird Wasser frei!). Die Verbrennungsgefahr ist hoch!

Allerdings ist es möglich, eine Alginatabformung mit Wachs (Stearin oder Paraffin, kein Bienenwachs, da der Schmelzpunkt zu hoch ist!), Schokolade (Schmelzpunkt zwischen 30 und 40 Grad) oder auch Seife auszugießen.

Ganz typisch für die Herstellung von Abformungen mit Alginat ist, dass jede Form nur einmal verwendet werden kann. Sie erinnern sich: Aus dem Alginatbrei wird ein weicher Pudding, der sich an die Form „erinnert", in der er erstarrt ist. Allerdings kommt es durch die schnelle Verdunstung des Wassers schnell zu einer Schrumpfung und damit zu einer Formänderung. Beim Herausschälen des Abgusses wird die Abformung fast immer zerstört.

Allerdings gibt es auch Fälle, bei denen die Abformungen ganz untypisch auch mehrfach verwendet werden können, wenn die Form mit ausreichender Sorgfalt behandelt wird und man sehr schnell arbeitet. Grundbedingungen für eine Mehrfachverwendung sind:

> dass die Alginatabformung beim ersten Entformen unzerstört bleibt
> dass der zweite Abguss zügig auf den ersten folgt, da die Abformung durch die Verdunstung des Wassers in kurzer Zeit stark einschrumpft.

4.1 Alginat im Vergleich mit anderen Abformmassen

Das Alginat hat gegenüber anderen Abformmassen einige Vorteile, die es besonders für Körperabformungen geeignet machen. Das Ausgangsmaterial ist gesundheitlich unbedenklich, in der Regel nicht allergen und kostengünstig. Eine Alginatabformung lässt sich in kurzer Zeit durchführen. Das Material verbindet sich nicht mit anderen Stoffen und lässt sich leicht von der Haut ablösen – selbst dann, wenn Körperbehaarung vorhanden ist. Trennmittel sind nicht erforderlich. Hier noch einmal alle Vorteile des Materials auf einen Blick:

> ➢ Alginat ist ein Naturprodukt mit unschädlichen Zusätzen und kann deshalb im direkten Körperkontakt angewandt werden. Das gilt auch für die Anwendung bei Babys und Kleinkindern.

> ➢ Durch die Feinheit des Materials sind sehr detailgetreue Abformungen möglich. Die Genauigkeit geht bis zur einzelnen Pore hin.

> ➢ Alginat verbindet sich nicht mit anderen Materialien. Deshalb ist der Reinigungsaufwand relativ gering, die Haut muss nicht eingefettet werden und es sind sogar Abformungen mit eng anliegender Bekleidung möglich.

> ➢ Die ausgehärtete Abformmasse verklebt nicht mit den Körperhärchen, so dass das Abziehen unkompliziert und schmerzfrei ist.

> ➢ Der Einsatz eines Trennmittels oder Entfernung der Körperbehaarung ist nicht zwingend erforderlich.

Praxistipp:

Wenn das Alginat doch am Körper kleben bleibt, haben Sie es wahrscheinlich mit sogenanntem „Super-Alginat" zu tun. Dem Material sind Fasern beigemischt, die verhindern, dass sich der für das Alginat typische Wasserfilm zwischen Haut und Alginatpudding legt.

> Bei der Abbindereaktion entsteht keine Reaktionswärme, so dass
> es auch bei der Abformung von großen Körperbereichen nicht zu
> Problemen mit dem Kreislauf kommt.

Außer mit Alginat kann man mit folgenden Materialien für Abformungen
arbeiten:

Abformung mit Gipsbinden

Gips, dessen chemischer Name Kalziumsulfat lautet, gehört zu den
Sulfaten. In Kombination mit Wasser entsteht eine Abbindereaktion, bei
der Wärmeenergie frei wird. Gips kommt als Naturprodukt in
Steinbrüchen vor, wird aber auch bei der Herstellung von Citronensäure
frei und wird deshalb nicht gezielt industriell hergestellt. Um
Abformungen herzustellen, werden gipsgetränkte Binden verwendet,
die in mehreren Lagen auf das Modell aufgebracht werden. Nach dem
Aushärten wird die entstandene Form vorsichtig abgelöst.

Vorteile:

Einfache Anwendung, geringe Kosten, die entstandene Reliefform kann
mehrfach verwendet werden.

Nachteile:

Wird die Haut nicht sehr gründlich eingefettet, lässt sich die Abformung
nicht schadensfrei vom Körper lösen, Härchen werden mit abgerissen;
Für ein gutes Ergebnis muss das Modell relativ lange (etwa 15 bis 20
Minuten) die gleiche Körperhaltung und Körperspannung beibehalten;
Beim Abbinden des Materials entstehen Temperaturen bis teilweise 50
Grad. Die Abformung selbst ist wenig detailliert, was feine
Körperstrukturen angeht, die Nacharbeitung ist aufwendig.

Abformungen mit Silikon-Kautschuk

Silikone sind künstlich hergestellte Polymere (chemische Verbindung aus verketteten Molekülen), bei denen Siliciumatome durch Wasseratome miteinander vernetzt sind. Für Abformungen wird in der Regel additionsvernetzendes Silikon verwendet. Das Material besteht aus zwei Komponenten, dem Silikon an sich und dem „Vernetzer", der umgangssprachlich auch als Härter bezeichnet wird. Die beiden Komponenten werden im Verhältnis 1:1 miteinander vermischt und verbinden sich zu einer gummiartigen Masse. Als Abformungsmasse wird Silikon verwendet, das sich bei Raumtemperatur vernetzt (RTV). Chemische Abfallprodukte, bzw. Spaltprodukte, die während der Vernetzung ausdünsten, entstehen bei dieser Silikonart nicht. Aus diesem Grund ist auch der Schrumpf während des Vernetzungsprozesses sehr gering. Für Körperabformungen sollte unbedingt Silikon mit medizinischer Konformität verwendet werden, um das Risiko von Hautreaktionen zu minimieren.

Vorteile:

Details werden originalgetreu wiedergegeben, auch stark und mehrfach hinterschnittene Formen können in einem Durchgang abgeformt werden, aufwendige zweiteilige Formen sind nur noch in wenigen Fällen nötig. Formstabil, reißfest und dauerhaft. Eine einmal hergestellte Abformung kann mehrmals verwendet werden.

Nachteile:

Im Vergleich zu Alginat teurer, Zwei Komponenten müssen gemischt werden; Abbindezeit (bei Silikon spricht man auch von Vernetzungszeit) etwa 15 Minuten; eventuell allergieauslösend

Abformungen mit Latexmilch

Latexmilch ist eine Abformmasse auf Naturkautschuk-Basis, die an der Luft aushärtet. Das Material wird zur Herstellung von nahtlosen Hautformen genutzt und kann zur Abformung von Gegenständen aus den verschiedensten Materialien eingesetzt werden. Latexmilch wird mit dem Pinsel aufgetragen und kann nach dem Aushärten regelrecht vom Modell „abgekrempelt" werden.

Vorteile:

Günstiger Preis, Mehrfachverwendung der Abformung möglich, geeignet für Körperabformungen und die Abformung von Gegenständen

Nachteile:

Eventuell allergieauslösend, nicht UV-beständig, dünstet bei der Verarbeitung Ammoniak aus (außer man verwendet ammoniakfreie Latexmilch, die jedoch viel teurer ist), Auftrag in mehreren dünnen Schichten erforderlich; „Durchbrüche", wie den Zwischenraum zwischen den Beinen einer Figur, sind in den meisten Fällen nicht abformbar.

4.2 Hohlform oder Reliefform?

Mit Alginat und den weiteren oben genannten Abformmassen erstellt man keine Endprodukte, sondern nimmt einen detailgetreuen Abdruck eines Originals, man erzeugt eine Hohl- bzw. eine Reliefform. In entsprechend fließfähiger Konsistenz schmiegt sich der Alginatbrei auch um die sogenannten Hinterschneidungen.

Vorsicht ist beim Abnehmen bzw. Herauslösen vom Modell geboten: Ausgesteiftes Alginat ist nur sehr bedingt reißfest und elastisch, die Abformung erinnert an Pudding und wird auch oft so bezeichnet: Man spricht vom Alginatpudding. Deshalb arbeitet man, wenn erforderlich mit Gipsbinden, die die Abformung als Stützform stabilisieren. Auf Grenzen stößt die Technik der Abformung grundsätzlich bei offenen Hohlkörpern wie zum Beispiel Gläsern oder offenen Flaschen. Diese Gegenstände lassen sich nicht abformen, da die Abformmasse nicht mehr zerstörungsfrei von der Originalvorlage gelöst werden könnte. Für Alginat gilt dies genauso wie für alle anderen Abformmassen. Wenn das Modell es zulässt, kann hier mit einer zwei-, eventuell sogar mit einer mehrteiligen Form gearbeitet werden.

Abformung als einteilige Hohlform

Eine einteilige Hohlform entsteht, wenn das Modell komplett in den Alginatbrei eingetaucht wird. Dieses Verfahren wird zum Beispiel bei Handabformungen genutzt. Nach dem Aushärten wird das Modell (die Hand) vorsichtig aus der Masse gezogen und zurückbleibt eine Abformung, die alle Details nachbildet. Die entstandene Hohlform kann anschließend ausgegossen werden.

Reliefform

Wird ein Relief, eine Brust, ein Gesicht oder ein Babybauch abgeformt, dann entsteht eine Reliefform als eine Art „Halbschale". Die Alginatmasse wird auf das Modell „aufgelegt" und zur Stabilisierung mit Gipsbinden verstärkt. Ist die Abbindereaktion abgeschlossen, kann die entstandene Reliefform vom Modell abgehoben und anschließend weiterverwendet werden. Wann immer es möglich ist, sollte die Form „nach unten" abgenommen werden. Hintergrund ist, dass sich Gipsbinde und Alginatabformung nicht verbinden. Die Abformung liegt vielmehr im Gips wie in einer Schale.

Zwei- und mehrteilige Formen

Soll ein kompletter Kopf, ein ganzer Torso oder ein massiver, geschlossener Gegenstand abgeformt werden, arbeitet man mit zweiteiligen Formen nach dem Prinzip von zwei Reliefformen, die zusammengesetzt das komplette Objekt abformen. Andernfalls könnte man die Abformung nicht vom Modell lösen, ohne sie zu zerstören. Bei dieser Methode wird zuerst eine Mittellinie festgelegt, die eine Hälfte des Modells abgeformt und mit Gipsbinden verstärkt. Anschließend formt man die zweite Hälfte ab. Am Ende ist eine zweiteilige Form entstanden, die – entsprechend präpariert - ausgegossen werden kann.

4.3   Alginatabformungen – Was ist möglich?

Als gesundheitlich unbedenkliche Abformmasse kann Alginat für viele verschiedene Abformungen eingesetzt werden und prinzipiell lässt sich jede Abformung auch zu Hause herstellen. Für größere Projekte wie zum Beispiel die Abformung eines kompletten Torsos braucht es allerdings ausreichend Platz, Erfahrung mit dem Alginat und auf jeden Fall eine helfende Hand. Kleinere Teilabformungen von Händen oder anderen Objekten sind am Küchentisch in kurzer Zeit realisierbar. Die Originalmodelle müssen allerdings bestimmte Voraussetzungen erfüllen, um für die Abformung mit Alginat geeignet zu sein:

> Das Original muss wasserfest sein, das heißt, es darf beim Kontakt mit Feuchtigkeit weder aufweichen noch seine Form verändern. Gegebenenfalls lässt sich dies mit einer geeigneten Trennschicht, zum Beispiel mit Trennwachs oder einer Lackierung vermeiden.

> Die Oberfläche des Modells darf nicht stark saugend sein, damit der Alginatbrei nicht zu schnell austrocknet. Hier schafft eine Trennschicht Abhilfe. Geeignet ist zum Beispiel Vaseline oder Trennwachs. Diese Materialien können durch Erwärmen verflüssigt und dann mit dem Pinsel sehr dünn aufgetragen werden. Allerdings können durch den Auftrag dieser Substanzen sehr feine Details und Strukturen verloren gehen.

> Das Trennmittel bereitet nicht nur die Oberfläche vor, sondern schützt

sie auch. Es wird zum Beispiel verhindert, dass sich Farbschichten aus wasserlöslichen Materialien vom Untergrund lösen.

Geeignet für Abformungen aus Alginat sind neben Händen, Füßen und anderen Körperteilen auch Strand- und Gartenfunde wie Muscheln oder Schnecken. Sie können Reliefs abformen, aber auch Puppenköpfe, Bilderrahmen, Skulpturen und Figuren. Öffnungen im Original müssen verschlossen werden, sonst legt sich die Abformmasse auch um das Innere des Modells und kann nicht mehr abgenommen werden, ohne dass die Abformung zerstört wird. Bei sehr filigranen oder flachen Originalen muss ebenfalls immer darauf geachtet werden, dass mindestens eine Seite von der Abformmasse frei bleibt.

Vorbehandlungen und Trennmittel für Urmodelle, die mit Alginat abgeformt werden sollen:

Material des Urmodells	Vorbehandlung	Trennmittel
Kunststoff	-	Seifenwasser
Körper	u. U. Körperbehaarung entfernen	-
Lackiertes Holz	-	Trennwachs
Unlackiertes Holz	Lösungsmittelhaltiger Lack	Trennwachs
Bemalte Gegenstände (wasserfeste Farben)	Transparenter Wasserlack	Trennwachs
Bemalte Gegenstände (wasserlösliche Farben)	Transparenter Wasserlack	Trennwachs
Glas, glasierte Keramik, Metall, Porzellan	-	Trennwachs

Rohkeramik	-	Seifenwasser
Beton, Fels, Stein oder Ziegel	Trennwachs oder Vaseline	Seifenwasser
Kerzen, Wachsmodeln	-	Formen-Teflon-Spray
Tonrelief aus noch feuchtem Ton	-	-

Für die Entformung aus der Alginatabformung ist kein Trennmittel erforderlich, da sich das Material weder mit anderen Stoffen noch mit sich selbst verbindet. Eine Ausnahme bildet Gießharz. Da das Material mit dem Wasser aus der Alginatabformung reagiert, ist der Auftrag von Klarlack vor dem Abguss erforderlich.

Die Abformung – der grundsätzliche Ablauf

Im Prinzip wird jede Abformung nach folgendem Schema durchgeführt:

> ➢ Die benötigten Materialien und die Arbeitsgeräte werden bereitgestellt, die Arbeitsumgebung wird abgedeckt.

> ➢ Man rührt das Alginatpulver mit Wasser zu einer sämig fließenden Masse auf und verteilt sie möglichst zügig auf dem Originalmodell

> ➢ Der Alginatbrei erstarrt nach wenigen Minuten (abhängig von der Konsistenz des Breis, der Raum- und Wassertemperatur und eventuell zugegebenen Verzögerern)

> ➢ Die auch oft als Pudding bezeichnete Abformung behält auch beim Abziehen die Form und die Oberflächenstruktur bei, auf der der Alginatbrei erstarrt ist.

- Um die Abformung zu stabilisieren, wird sie mit einer oder mehreren Lagen Gipsbinden verstärkt und kann dann einfach und zerstörungsfrei abgenommen werden.

- Die Konsistenz des „Abformpuddings" entspricht der von Wackelpudding, allerdings bleibt im Gegensatz dazu die Form, in der das Alginat erstarrt ist erhalten: Die Negativ- oder Hohlform ist fertig und kann weiterverwendet werden.

- Zwischen dem abgeformten Objekt und der Alginatform entsteht durch den hohen Wassergehalt der Alginatmasse eine feine Wasserschicht. Dadurch wird das Ablösen der Form vom Original erleichtert.

Gießen oder Streichen?

Je nachdem, welche Art der Abformung man plant, muss das Alginat in unterschiedlicher Konsistenz und damit in unterschiedlichen Mischungsverhältnissen vorliegen.

Will man eine Hohlform erstellen, dann gießt man das Alginat um das Modell herum, bzw. steckt das Modell vorsichtig in einen mit flüssigem Alginatbrei gefüllten Behälter. Diese Technik ist zum Beispiel für die Abformung von Händen, Füßen oder Armen geeignet. Das Alginat muss dabei gieß- und fließfähig sein, es muss mehr Wasser zugegeben werden, geeignet ist hier in der Regel ein Mischungsverhältnis aus 2 Teilen Alginat zu einem Teil Wasser.

Für die Abformung von Po, Bauch, Brust oder anderen Körperteilen des Torsos wendet man die Streichtechnik an. Das Alginat muss jetzt in einer Konsistenz angerührt werden, in der es zwar streichfähig bleibt, aber nicht wegfließt. Hier bieten sich die Mischungsverhältnisse 3:1 bzw. sogar 4:1 an.

Die Tatsache, dass das Abformmaterial Alginat sich nicht mit anderen Materialien verbindet, macht es für die Anwendung zu Hause gut geeignet, wenn man die Umgebung zusätzlich gut mit einer Folie oder einer Wachstischdecke schützt, ist der Verschmutzungsgrad gering. Je nach Größe der geplanten (Körper)-Abformung braucht man unterschiedliche Hilfsmittel und Arbeitsplätze. Teilabformungen von Händen und Füßen oder die Abformung von Objekten können direkt am Küchentisch stattfinden. Plant man eine größere Körperabformung ist zum Beispiel die Badewanne der geeignete Ort. Alternativ kann man sich natürlich auch einen abgedeckten Bereich auf dem Fußboden schaffen. Als Unterlage eignet sich stabile Malerfolie, die möglichst großflächig ausgelegt wird und den Boden vor Verschmutzungen schützt.

Abformungen vorbereiten

Für die Erstellung einer Abformung muss man folgende Vorbereitungen treffen

> Neben einer ausreichenden Menge der Abformmasse benötigen Sie für Reliefformen Gipsbinden, die dazu dienen, die Abformung zu verstärken. Dies gewährleistet, dass die Alginatform beim Abnehmen nicht zerstört wird. Die Stützform sorgt außerdem für Formstabilität, wenn die Abformung ausgegossen wird.

> Um die Abbindereaktion zu verlangsamen, kann mit Verzögerern gearbeitet werden. Entsprechende Produkte sind im Handel erhältlich. Auch kaltes Wasser hat diesen Effekt. Dadurch haben Sie etwas mehr Zeit, um den Alginatbrei für die Abformung aufzutragen.

> Messbecher und Küchenwaage sind nötig, um die benötigten Mengen abzumessen.

> Für Abformungen verwendet man am besten Schüsseln, die sich nach oben hin vergrößern. Will man kleinere Objekten und Körperteilen – zum Beispiel für Hände – abformen, sollten die Plastikschüsseln rund zwei Zentimeter größer sein als das Objekt das abgeformt werden soll. Dadurch ist gesichert, dass die Abformung stabil genug ist. Zu groß sollte das Gefäß allerdings auch nicht sein, um nicht unnötig viel Material zu verbrauchen.

- Die Schüsseln selbst müssen ebenso wie die verwendeten Werkzeuge sauber sein, da Verunreinigungen das vollständige Abbinden des Alginatpuddings stören können.

- Für das Anrühren des Alginatbreis braucht man je nach Menge und Größe des Gefäßes einen Löffel oder einen Schneebesen. Größere Mengen an Alginatbrei lassen sich gut mit einem Mixer oder einem Quirlaufsatz für die Bohrmaschine anrühren.

- In unmittelbarer Nähe des Arbeitsplatzes sollte ein Abfallbehälter bereitstehen; alte Handtücher oder Küchenrolle gehören ebenso zur Ausstattung

- Wollen Sie eine Relieform herstellen, tragen sie die Alginatmasse am besten mit den Händen, alternativ mit einem Pinsel oder einem größeren Holzspatel auf. Wichtig ist, dass die Alginatmasse eine breiartige Konsistenz (Mischungsverhältnis Wasser: Alginat 2:1) hat und dass Sie schnell arbeiten, da der Alginatbrei in wenigen Minuten zur Abformung erstarrt.

➢ Auch wenn Alginat mit keinem anderen Material verklebt, können Sie Ihre Hände mit Latexhandschuhen schützen.

➢ Sorgen Sie für eine gute Beleuchtung.

➢ Achten Sie darauf, dass Sie störungsfrei arbeiten können. Klingelnde Telefone, schreiende Babys oder sonstige Einflüsse von außen können Sie im Moment der Abformung nicht berücksichtigen, wollen Sie nicht anschließend noch einmal von vorne anfangen.

Welche Arbeitsgeräte für welche Alginatmengen:

Alginatmenge /Volumen	Geeignetes Gefäß zum Anrühren	Geeignetes Rührgerät
200 bis 500 ml	Tupperschüssel/ Plastikschüssel mit Volumen bis 1 Liter	Mittelgroßer Schneebesen, Rührstab oder Holzkochlöffel
Bis 2.500 ml	Tupperschüssel/Plastikschüssel/kleiner Eimer mit Volumen bis 5 Liter	Großer Schneebesen, Handmixer
Über 2.500 ml	Eimer oder Wanne	Handrührgerät, Quirlaufsatz für die Bohrmaschine

Folgende Punkte sollten Sie beim Anrühren besonders beachten:

> ➢ Alginat muss immer in Wasser eingerührt werden, niemals umgekehrt. Sonst kommt es zu Klümpchenbildung.

> ➢ Manchmal hat der Alginatbrei Klumpen, obwohl man beim Anrühren sehr sorgfältig vorgegangen ist. Die Ursache hierfür kann sein, dass der Mineralstoffgehalt Ihres Leitungswassers sehr hoch ist.

> ➢ Bindet der Alginatbrei nicht vollständig ab, kann die Ursache ebenso ein hoher Mineralstoffgehalt sein.

4.4 Wie viel Alginat für welche Abformung?

Je nach Größe der Abformung, Qualität des Materials und Herstellerangaben kann man zum Beispiel folgende Richtgrößen für die Abformung annehmen. Die Mengenangaben beziehen sich auf die Trockenmasse an Alginat:

Intimabformung	ca. 250 Gramm Alginat (Frau)
	ca. 250 bis 400 Gramm Alginat (Mann, abhängig von gewählter Abformung)
Po/ Brust	500 bis 750 Gramm Alginat
Torso	1.000 bis 1.500 Gramm Alginat
Babybauch	1.500 bis 2.000 Gramm Alginat

Je nach Mischungsverhältnis, das wiederum von der Methode der Abformung abhängig ist, ergeben sich verschiedene Volumina:

Alginatmenge /Volumen (in Gramm)	Gesamtvolumen Verhältnis 2:1 (in Milliliter)	Gesamtvolumen Verhältnis 3:1 (in Milliliter)
250	500	750
500	1.000	1.500
1.000	2.000	3.000
1.500	3.000	4.500
2.000	4.000	6.000

Grundsätzlich lässt sich die Mengenermittlung folgendermaßen durchführen:

Alginat ist ein sehr leichter Stoff, löst es sich in Wasser auf, wird das Volumen nur unmaßgeblich größer. Weiß man dies, kann man mit einem einfachen Trick die benötigte Menge für eine Alginatabformung in einem Behälter (zum Beispiel für Hand- oder Objektabformungen) ermitteln (Auslitern).

Man legt das Modell in den gewählten Abformbehälter ein und füllt ihn mit Wasser auf. Der Behälter sollte so gewählt sein, dass rund um das Originalmodell ein bis zwei Zentimeter Platz bleibt. Das Wasser im Behälter wird anschließend in einem Messbecher abgemessen. Geht man von einem Mischungsverhältnis von 3 Teile Wasser auf 1 Teil Alginatpulver aus und sie haben zum Beispiel 1.200 ml Wasser abgemessen, dann berechnet sich die benötigte Menge an Alginat folgendermaßen:

1.200 ml : 3 = 400 ml

Sie benötigen also bei einem Mischungsverhältnis von 3:1 400 Gramm Alginatpulver für die gewünschte Abformung.

5. Von der Abformung zur fertigen Skulptur

Eine Abformung aus Alginat ist nur für kurze Zeit formstabil. Schon nach etwa einer halben Stunde beginnt der Verdunstungsprozess: Der Wasseranteil im erstarrten Alginatpudding beginnt zu verdunsten, die Abformung schrumpft und verändert sich.

Dieser Prozess lässt sich bedingt aufhalten, indem man die Abformung mit kaltem Wasser bedeckt und an einem kühlen Ort aufbewahrt. Im Optimalfall und um ein gutes Ergebnis zu erreichen, fertigt man jedoch gleich im Anschluss an die Abformung den Positivguss an. Am besten geeignet sind keramische Gießmassen, die Verwendung von Silikon Kautschuk ist ebenfalls möglich. Möglich ist auch die Verwendung von PUR-Harzen, wenn in die Alginatabformung eine Trennschicht eingearbeitet wird. Diese besteht aus Sprühlack und verhindert, dass sich das Wasser in der Alginatabformung und das Gießharz begegnen und miteinander reagieren.

Für welche Gießmasse man sich entscheidet, hängt unter anderem auch davon ab, welchen Effekt man mit dem fertigen Modell erreichen möchte. Ein Modell, das später ohnehin noch farblich gestaltet wird, kann mit einer einfachen Reliefgussmasse ausgegossen werden. Soll das Material später selbst wirken, wählt man zum Beispiel Silikon oder Kunstharz. Im folgenden Abschnitt werden die möglichen Gießmassen mit Ihren Eigenschaften, Vor- und Nachteilen beschrieben.

5.1 Gießmassen

Keramische Gießmassen

Gips

Gebrannter Gips ist eines der ältesten Bindemittel, das schon seit der Antike verwendet wird. Es wurde und wird zum Abbinden von Mörtel verwendet, seit jeher kam aber auch die Verwendung für die Anfertigung von Kunstgegenständen zum Einsatz. Heutiger Gips entsteht oft als Abfallprodukt bei der Citronensäure-Herstellung. In der Fachwelt werden verschiedene Gipsarten unterschieden, auch die Einsatzgebiete variieren:

Baugips

Dieser Gips minderer Qualität ist grau und körnig und wird heute kaum mehr verwendet. Man kann ihn als Zusatz für einfache Putzarbeiten einsetzen, zum Beispiel zum Einkleben von Rohren oder Leitungen.

Stuckgips

Dieser weiße Gips hat eine weitgehend feine Körnung und wird heute vor allem im Baubereich eingesetzt. Prinzipiell ist er auch als Abgussmasse einsetzbar, kann allerdings aufgrund seiner raueren Körnung feine Details nicht nachbilden.

Hartgips

Doppelt gebrannt und mit Alaun abgelöscht ist dieser Gips ausgesprochen hochwertig. Er ist auch als Marmorgips bekannt. Hartgips ist in zwei Härtegraden erhältlich. Aufgrund seiner hohen Festigkeit und der kurzen Abbindereaktionszeit kann er auch für dünnschalige Abgüsse verwendet werden und das selbst bei großen Formen. Durch die feine und gleichmäßige Vermahlung werden Details sehr genau nachgebildet.

Hartgips kann auch im Außenbereich eingesetzt werden. Die Oberfläche ist versiegelt, so dass kein Wasser in das Objekt eindringen kann, das bei Minustemperaturen auffrieren und das Objekt, bzw. Teile davon, aufsprengen könnte.

Alabastergips

Dieser Gips zeichnet sich im Gegensatz zum „normalen" Gips durch eine besondere Reinheit aus. Alabastergips ist eine Mischung aus Hartgips und vermahlenem Alabastergestein, das zum Beispiel im Harzgebirge oder in den Vogesen abgebaut wird. Das Material ist sehr fein vermahlen und deshalb ideal geeignet, um Reliefs, Körperdetails und andere feine Strukturen nachzubilden.

Alabastergips hat nach dem Aushärten eine versiegelte Oberfläche mit geschlossenen Poren, die an Marmor oder sogar Porzellan erinnert. Die Bearbeitung der Oberfläche ist nur direkt nach dem Abbinden möglich, wenn der Gips noch warm ist. Weiterhin ist der Weißgehalt sehr hoch. Skulpturen aus Alabastergips können sind nur im Innenbereich einsetzbar.

Modelliergips

Modelliergips ist ein Gips, der auch nach dem Aushärten noch weiterbearbeitet werden kann. Man erkennt ihn an der kreidigen Oberfläche mit offenen Poren. Im Handel werden die Begrifflichkeiten für Alabaster- und Modelliergips häufig vermischt.

Saufgips

Hierbei handelt es sich nicht um eine Gipsart, sondern um eine Einsatzmöglichkeit. Gips wird in wenig Wasser eingestreut. Hat der Gips das Wasser aufgesogen, kann man ihn in kleinen Mengen sehr gut verarbeiten und zum Beispiel für das Ausbessern von Gipsskulpturen verwenden. Das Objekt, das ausgebessert werden soll, muss allerdings gut durchnässt werden, damit sich der Saufgips verbindet und nicht nach dem Trocknen wieder von der Reparaturstelle abfällt.

Reliefgießmassen

Diese Gießmassen sind im Handel unter verschiedenen Bezeichnungen und mit verschiedenen Inhaltsanteilen erhältlich. Grundsätzlich bestehen die Gießmassen aus Naturgips, der synthetisch aufbereitet wurde. Kennzeichnend für alle Reliefgießmassen sind die leichte Verarbeitbarkeit und die große Härte. Durch die feine Vermahlung der Stoffe entsteht eine hohe Genauigkeit beim Abguss.

Die Vorgehensweise beim Gießen und Bearbeiten entsprechen denen von Gips, lediglich das Mischungsverhältnis und die Abbindezeit variieren. Gießmassen, denen Phosphate zugesetzt sind, nehmen nach dem Aushärten keine Feuchtigkeit mehr auf. Sie sind deshalb ebenso wie Alabastergips besonders gut für den Außenbereich geeignet.

Die richtige Mischung

Mischt man den Gips entsprechend fest an, kann er sogar als Modelliermasse verwendet werden. Für die Verwendung als Gießmasse mischt man ihn im Verhältnis 2:1 mit Wasser an und hat dann für die Verarbeitung etwa 10 bis 15 Minuten Zeit, die genaue Abbindezeit ist vom Hersteller abhängig und auf der Verpackung vermerkt. Ist die Gießmasse abgebunden, dann entspricht das Volumen in etwa dem doppelten der verwendeten Wassermenge.

Für Reliefformen, die zum Beispiel aus Reliefabformungen oder Teilabformungen des Torsos (Brust, Bauch, Geschlechtsteile, Po) entstehen, ist es besser, man streicht die Abformung aus Alginat schichtweise mit der Gießmasse aus. Das spart Material und sichert zusätzlich, dass sich der flüssige Gips exakt auch in kleinste Vertiefungen der Abformung schmiegt. Arbeiten Sie auf diese Art und Weise, ist es zwingend notwendig, dass die Schichten nass in nass aufgebracht werden. In der vorletzten Schicht kann als zusätzliche Verstärkung noch eine Lage Gewebestreifen eingelegt werden. Diese Verstärkungslage wird mit einem Pinsel vorsichtig eingearbeitet, die Abschlusslage überdeckt die Armierung.

Beim Anrühren von Gips ist zu beachten, dass immer der Gips ins Wasser gegeben wird und nicht umgekehrt. So vermeidet man Klümpchenbildung. Lassen Sie den Gips im Wasser absinken und ca. 30 Sekunden bis eine Minute einsumpfen. Das gilt im Übrigen auch für andere Gießmassen auf Gipsbasis wie zum Beispiel Reliefgießmassen.

Rühren sie die Mischung mit einem Spachtel durch, bei größeren Mengen verwenden Sie einen elektrischen Mixer oder den Quirlaufsatz für die Bohrmaschine. Rühren Sie so lange, bis eine sämige Masse entstanden ist. Anschließend müssen Sie sofort mit der Verarbeitung beginnen. Um eingerührte Luft zu entfernen, klopfen sie das Gefäß mit der Abformung und dem Guss auf eine Tischplatte. Dadurch kann ein Teil der Luft entweichen.

Je weniger Luft in der Gipsmasse enthalten ist, umso besser wird das Ergebnis. Die Gipsstruktur wird fester und dichter.

Gips kann durch Zugabe von Pigmenten durchgefärbt werden, nach dem Aushärten ist ein Anstrich mit fast allen Farben möglich. Verwendet werden können zum Beispiel:

- ➤ Wasserfarben werden vom Gips stark aufgesaugt, es entsteht ein Lasureffekt.

- ➤ Acrylfarben decken und versiegeln die Oberflächenstruktur

- ➤ Lacke, zum Beispiel Hochglanz- oder Zweischichtlacke (vorher muss die Oberfläche dafür grundiert werden!)

Ist das Material vollständig abgebunden, kann der Alabastergips weiterbearbeitet werden. Möglich ist Schleifen und Polieren, der Gips kann geritzt, graviert oder mit einer Drahtbürste strukturiert werden. Die Kanten können Sie mit einem scharfen Messer in Form bringen. Allerdings sollte dies erst nach dem vollständigen Austrocknen und Abkühlen gemacht werden. Mit frisch angerührtem Saufgips können kleine Fehler wie Risse oder Löcher am Abguss ausgebessert werden. Das sollte direkt nach der Entformung stattfinden. Allerdings muss die Reparaturstelle vorher stark durchnässt werden. Andernfalls wird der aufgebrachte Reparaturgips nach dem Trocknen wieder abfallen.

Gießmassen aus Kunstharz

Kunstharze, die auch Reaktionsharze genannt werden, können auf unterschiedliche Arten synthetisch hergestellt werden. Gibt man flüssigem Gießharz einen Härter zu, entsteht ein sehr festes Objekt. Die Erstarrung erfolgt hier durch eine chemische Reaktion, die sich nicht mehr rückgängig machen lässt. Diese sogenannte Vernetzungsreaktion kann durch Zugabe eines Härters, aber auch durch Wärme, Feuchtigkeit oder ultraviolette Strahlung angestoßen werden. Zu den bekannten Kunstharzen gehören zum Beispiel Harnstoff-Formaldehyd, aus dem Melaminoberflächen von Möbeln hergestellt werden (Resopal-

Oberflächen) oder Epoxidharz, das im Bootsbau, aber auch im Holzbau (als Alleskleber) eingesetzt wird.

Werden Gießharze zur Herstellung von Objekten verwendet, sollte man bedenken, dass diese nicht immer gesundheitlich unbedenklich sind. Beim Verarbeiten werden häufig reizende oder sogar gesundheitsschädliche Stoffe frei, die bei der Verarbeitung besondere Sicherheitsmaßnahmen erfordern. Teilweise ist eine Abgabe erst an volljährige Personen erlaubt. Die Gefahrenhinweise auf der Verpackung sollten Sie unbedingt ernst nehmen und beachten.

Gefüllt oder ungefüllt?

Auf diese Begriffe stößt man im Zusammenhang mit Kunstharzen immer wieder. Von einem „gefüllten Harz" spricht man, wenn dem Harz mineralische Zusätze wie Kreide, Quarzmehl oder auch Sand zugegeben werden. Diese Beimischungen verhindern, dass das Material beim Aushärten schrumpft. Dadurch, dass in gefülltem Gießharz weniger Harzanteil steckt, ist es oft kostengünstiger und brennt weniger leicht. Allerdings lassen sich gefüllte Harze nach dem Aushärten weniger gut mechanisch bearbeiten. Hat man ein ungefülltes Harz, kann ein Füllstoff einzeln zugekauft und hinzugegeben werden.

Polyurethanharz

Aus Polyurethan werden zum Beispiel Haushaltsschwämme, aber auch Klebstoffe hergestellt. Das Material kommt in Lacken und Beschichtungen vor. PU-Schaum wird im Baubereich als Montageschaum verwendet als Wärmedämmmaterial findet man es in Kühlschränken und Gebäuden. Auch Lycra- oder Elastanfasern, wie man sie aus der Textiltechnik kennt, bestehen aus Polyurethan.

Gießharz aus Polyurethan ist ein Zweikomponenten-Gießharz, das sich sehr gut gießen und füllen lässt. Es ist geruchsarm und wird je nach

Produkt nach dem Aushärten entweder undurchsichtig (harte Polyurethan-Gießharze oder auch glasklar (elastische Polyurethan-Gießharze). Nach dem Anmischen der zwei Komponenten hat man für die Verarbeitung noch etwa 2 bis 4 Minuten Zeit, man spricht hier auch von der sogenannten „Topfzeit". Die Aushärtung dauert ca. 20 Minuten, danach kann der Abguss entformt werden und ist bis 80 Grad Celsius temperaturbeständig.

Die optimale Temperatur für die Verarbeitung liegt zwischen 18 und 25 Grad.

Polyurethanharz und Wasser

PUR Harz enthält das reizende Monomer Isocyanat. Kommt dieses mit Wasser in Verbindung, dann beginnt es zu schäumen und dehnt sich aus.

Auf Grund seiner Eigenschaften gelten beim Erwerb von PUR Gießharz folgende Einschränkungen, bzw. Sicherheitsvorschriften:

> Die Abgabe darf nur an Personen über 18 Jahren erfolgen

> Der Käufer muss eine Bestätigung erbringen, dass er das Material bestimmungsgemäß gebraucht.

Die Gefahrenhinweise auf der Verpackung sollten unbedingt beachtet werden. Polyurethan-Gießharze sind entzündlich, umwelt- und gesundheitsschädlich. Seit 01.12.2010 gilt die MDI-Richtlinie zum Umgang mit Diphenylmethandiisocyanaten (MDI)

Die Reaktion entspricht der von Bauschaum, der aus der Kartusche gesprüht wird und weitgehend aus den gleichen Ausgangsstoffen besteht. Während das Aufschäumen beim Bauschaum erwünscht ist, führt es bei der Abformung zum Misslingen. Die Schaumbildung kann folgendermaßen verhindert werden:

Deshalb muss vor dem Einfüllen in eine Abformung aus Alginat (das Material setzt beim Abbinden Wasser frei!) unbedingt eine Trennschicht aufgebracht werden. Geeignet ist zum Beispiel ein Sprühlack. Wird dieser vollflächig und sehr sorgfältig aufgetragen, erreicht man sehr gute Ergebnisse.

Silikone als Gießmasse

Auch Silikon kann für die Herstellung eines Abgusses verwendet werden. Das Material wird hauptsächlich im Zusammenhang mit Penisabformungen verwendet, aber auch im Bereich der Spezial-Effekte zur Herstellung realistisch wirkender Körperteile. In der Medizin wendet man Silikon zur Herstellung realistischer Körperprothesen für Finger oder Hände an. Damit der Abguss in einer Alginatabformung gelingt und die Oberfläche des Silikonguss fehlerfrei wird, sollte die Abformung wie bei der Verwendung von PUR-Gießharz mit Sprühlack als Trennschicht behandelt werden.

Wachs, Seife und Schokolade

Zum Teil können auch diese Materialien als Gießmasse für Alginatabformungen eingesetzt werden. Entscheidend ist hier der Schmelzpunkt. Alginat ist bis zu einer Temperatur von etwa 60 Grad hitzebeständig.

Bei Schokolade liegt der Schmelzpunkt je nach Zusammensetzung zwischen 30 und 36 Grad Celsius. Entscheidend ist der Anteil an Kakaobutter. Je mehr davon die Schokolade enthält, umso schneller schmilzt sie. Da Alginat frei von chemischen Zusatzstoffen und gesundheitlich völlig unbedenklich ist, kann ein Abguss der Abformung aus Schokolade ohne Probleme verzehrt werden.

Möchte man die Abformung mit Wachs ausgießen, eignen sich Paraffinwachse, deren Schmelzpunkt bei 50 bis 60 Grad liegt. Stearin oder gar Bienenwachs sind wegen des deutlich höheren Schmelzpunktes nicht geeignet, die Abformung würde zerstört werden.

Auch Gießseifen sind geeignet, um Alginatabformungen auszugießen. Der Siedepunkt liegt bei circa 60 Grad Celsius. Die Grundmischung kann mit ätherischen Ölen oder Seifenfarben gestaltet werden.

Da man sowohl bei Wachs als auch bei Seife oder Schokolade selten 100% verbindliche Aussagen zum Schmelzpunkt erhält, können Sie um auf Nummer sicher zu gehen eine kleine Probeabformung (zum Beispiel die eines Fingers) nutzen und einen ersten Test durchführen. Für eine schöne Oberflächenausbildung ist auch hier wichtig, dass die Alginatabformung beim Einfüllen des Gießmaterials möglichst trocken ist. Will man aus einer Abformung mehrere identische Abgüsse herstellen, sollten Silikonabformungen verwendet werden.

5.2 Vorbereitung der Abformung für den Guss

Optimal ist es, wenn die Abformung sofort nach dem Abbinden mit der gewählten Gießmasse ausgeformt wird. Je nachdem, welche Gießmasse man verwendet, ist eine Vorbereitung der Hohl- oder Reliefform nötig.

Ein Trennmittel zwischen Abformung und Gießmasse ist erforderlich, wenn man Alginatabformungen mit PUR-Harz ausgießen will. Das Trennmittel ist allerdings nicht für die leichterer Abformung erforderlich, sondern dafür, dass das Wasser in der Alginatabformung und das PUR-Harz nicht miteinander reagieren.

Bevor Sie die Abformung ausgießen, sollten Sie sie auf Fehler und Krümel untersuchen. Fremdkörper aus Hohlformen entfernen Sie am einfachsten, indem Sie die Form mit Wasser ausschwenken.

> Eventuell vorhandene Krümel müssen vorsichtig entfernt werden; am besten geht das mit einem Stück nasser Küchenrolle.

> Sind Blasen oder Löcher entstanden, können diese am einfachsten mit Vaseline oder Melkfett verschlossen werden.

> Größere Risse werden ebenso behandelt, manche Risse können aber auch einfach zusammengedrückt und von außen durch die Gipsverstärkung fixiert werden.

Bei diesen Korrekturen geht es lediglich um grobe Fehlstellen. Die Feinarbeit an der Oberfläche kann nachher am fertigen Abguss gemacht werden.

Gips und die anderen keramischen Gießmassen haben eine Topfzeit – das ist die Zeit, in der das Material verarbeitet werden kann – von 8 bis 15 Minuten und eine Abbindezeit von 15 bis 60 Minuten. Die genauen Angaben hierzu variieren je nach verwendetem Material und finden sich auf der Verpackung.

5.3 Die Entformung

Hat die gewählte Gießmasse abgebunden, kann der Abguss entformt werden. Manchmal wird dieser Vorgang auch als „abpellen" bezeichnet und wer einmal mit Alginatabformungen gearbeitet hat, wird feststellen, dass der Begriff gut passt. Der abgebundene Alginatbrei ist wie ein weicher Pudding, der zwar in Form bleibt, aber nicht sehr stabil ist, wenn man an ihm reißt. Diese Eigenschaft ist auch einer der Hauptgründe (neben der schnellen Schrumpfung), warum Alginatabformungen in der Regel nur ein Mal verwendet werden können. Man spricht hier auch von einer verlorenen Form

Bei Hand-, Fuß- oder anderen Abformungen als Hohlform wird das ganze Paket, bestehend aus Alginatabformung und innenliegendem Abguss vorsichtig aus dem Behälter genommen. Dies ist relativ leicht, da sich das Alginat nicht mit der Oberfläche des Behälters verbunden hat. Der Pudding – samt Gußobjekt - rutscht leicht aus dem Gefäß, wenn man es kippt oder dreht. Anschließend entfernt man die Alginatmasse, zum Beispiel mit einem Löffelstiel oder den Händen und schält den Abguss heraus. Da das Material im frisch abgebundenen Zustand noch sehr bruchempfindlich ist, sollte man sehr vorsichtig damit umgehen. Haben Sie das Objekt auf Fehler untersucht, sollten Sie es vor der Weiterbearbeitung erst einmal gründlich durchtrocknen lassen.

Hat man eine Relieffform erstellt, wie sie zum Beispiel bei Reliefabformungen oder Torso-Abformungen entsteht, dann warten Sie, bis die Gießmasse komplett abgebunden hat und „endfest" ist.

Anschließend drehen Sie die Form mitsamt dem Abdruck um, so dass die Gipsstützform oben liegt. Bei größeren Arbeiten wie etwa einer Torso-Abformung sollten Sie hierfür zu Zweit sein. Da bei dieser Art von Abformung meist nur eine Halbschale aus der Gießmasse erstellt wurde, müssen Sie die Unterseite mit Handtüchern oder anderem weichen Material auspolstern, um für die nötige Stabilität zu sorgen.

Nach dieser Vorbereitung können Sie zuerst die Gipsform und anschließend die Alginatabformung vorsichtig und geduldig vom Abguss trennen.

Alginatabformungen lassen sich nur einmal verwenden, dann sind sie zerstört und unbrauchbar. Die Gipsbinden können im Hausmüll, der Alginatpudding kann auch im Biomüll entsorgt werden.

5.4 Bearbeitung des fertigen Gießlings

Sind die keramischen Gießmassen ausgehärtet, dann kann das entstanden Objekt auf verschiedene Arten weiterbearbeitet werden. Je nachdem, was man vorhat, sollte der Gips entweder komplett durchgetrocknet oder noch frisch sein.

Reparatur von Fehlstellen wie Rissen oder Löchern:

Um an einem Gipsabguss nachträglich etwas auszubessern, tränkt man die Stelle kräftig mit Wasser. Dadurch sichert man ab, dass der aufgetragene Reparaturgips nach dem Abbinden nicht einfach wieder abfällt. Für Reparaturen eignet sich Saufgips. Dazu wird Gips in wenig Wasser eingestreut, so dass eine geschmeidige Paste entsteht, die auf den ausgehärteten Gips aufgetragen werden kann.

Teile des Objektes entfernen

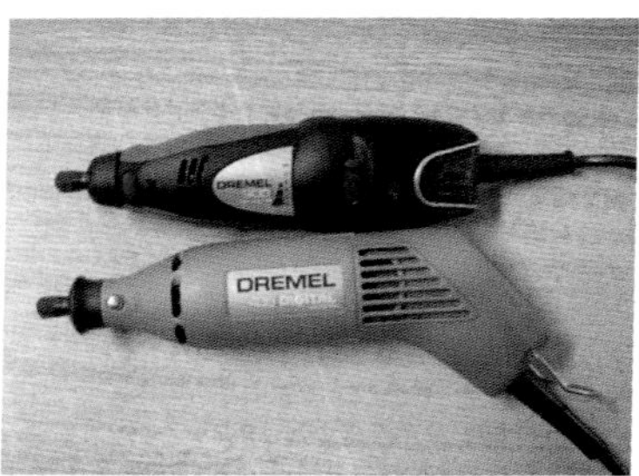

Will man Fehlstellen oder andere Bereiche des Abgusses abstemmen, ist es ebenfalls wichtig, die entsprechende Stelle gut mit Wasser zu durchtränken. Dadurch minimiert man die Gefahr, dass beim Bearbeiten (zum Beispiel mit einem Stechbeitel) das ganze Stück auseinanderbricht.

Für die Feinarbeiten eignet sich zum Beispiel ein Dremel (Elektrowerkzeug mit Schleif-, Polier- und Sägeaufsätzen) oder andere feine Modellierwerkzeuge.

Oberfläche bearbeiten

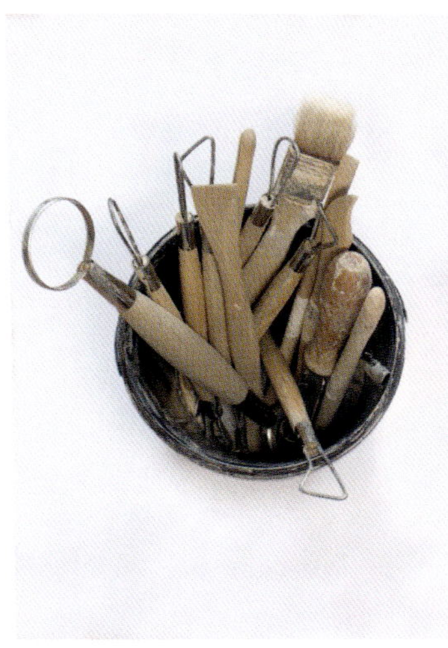

Die Oberflächen der ausgehärteten Objekte aus keramischen Gießmassen können mit verschiedenen Werkzeugen bearbeitet werden. Je nach verwendeter Gießmasse sind dabei einige Besonderheiten zu beachten.

Frisch ausgehärteter Gips ist noch bruchempfindlich lässt sich in feuchtem Zustand sehr schwer schleifen lässt. Vor der Bearbeitung wartet man deshalb am besten 24 Stunden ab, bis das Material komplett durchgetrocknet ist. Danach können Unebenheiten vorsichtig abgenommen werden, die Oberfläche kann mit Schleifpapier geschliffen und poliert werden. Dies gilt im Übrigen für alle Gießmassen, die nach dem Aushärten eine kreidige, offenporige Oberfläche besitzen.

Anders verhält es sich bei Hartgipsen und Hartgießmassen. Diese lassen sich nur direkt nach dem Aushärten bearbeiten, wenn der Gießling noch warm ist. Später schließen sich die Poren, die Oberfläche ist versiegelt. Bearbeitet man den Abguss dann, zerstört man die Versiegelung und hinterlässt deutliche Bearbeitungsspuren.

Generell gilt:

Beim Schleifen und auch bei anderen Bearbeitungsmethoden entsteht Staub, deshalb sollte die Arbeitsumgebung mit Folie oder anderen geeigneten Materialien abgedeckt werden. Schleift man Körperabformungen ab, sollte man allerdings beachten, dass die Oberflächen- bzw. Porenstruktur dabei verloren geht. Je nach Material kann auch die Versiegelung der Oberfläche entfernt werden (zum Beispiel bei Alabastergips).

Finish-Behandlungen der Gipsoberfläche

Nachdem die gewünschte Oberflächenbeschaffenheit erreicht ist, kann der Abguss noch mit einem Finish versehen werden. Neben den einfachen Varianten wie dem Auftrag von Wasserfarben oder Sprühlacken gibt es verschiedene Techniken, mit denen Spezialeffekte erzeugt werden können. Besonders edel wirkt ein Finish, das der Gipsoberfläche einen Metalleffekt verleiht.

Im Handel sind zahlreiche Farben und Grundierungen erhältlich, mit denen alle Arten von Metall- und anderen Effekten erzeugt werden können. Es gibt Grundierungen in den verschiedensten Farben und passende Patina-Anstriche, die das Objekt antik wirken lassen. Auch Rosteffekte können so erzeugt werden. Die genaue Ausführung ist produktabhängig und in der Regel unter den Herstellerhinweisen auf der Verpackung zu finden.

Wollen Sie ein Finish mit patiniertem Bronzeeffekt herstellen, können sie auch folgendermaßen vorgehen:

Bronzeimitation

Um eine Oberfläche herzustellen, die das Objekt wie aus Bronze – und das täuschend echt – wirken lässt, braucht man folgende Materialien:

- ✓ Schelllack
- ✓ Goldemaillefarbe
- ✓ Matte Graphitfarbe
- ✓ Verdünnung
- ✓ Pinsel
- ✓ Alte Stofflappen

Der Pinsel muss nach jedem Arbeitsgang mit der Verdünnung gereinigt werden!

Sorgen Sie bei der Arbeit für eine gute Lüftung des Raumes, da die Farben lösemittelhaltig sind und decken Sie den Arbeitsbereich gut ab.

Im ersten Schritt wird die Oberfläche mit dem Schellack versiegelt. Insgesamt sollten drei Schichten aufgetragen werden. Dazu benutzt man einen Pinsel. Jede einzelne Schicht muss erst vollständig getrocknet sein, bevor man mit der nächsten beginnt.

Jetzt wird die Goldemaillefarbe aufgetragen. Dieser Anstrich erfolgt in zwei Schichten, wobei die erste Schicht getrocknet sein muss, bevor man die zweite aufträgt. Pfützen und Tropfen müssen mit dem Pinsel verstrichen werden.

Ist die zweite Goldemailleschicht getrocknet, wir die Graphitfarbe aufgetragen. Arbeiten Sie sorgfältig, so dass die Farbe auch in Spalten und Ritzen eindringt.

Lassen Sie die Graphitfarbe antrocknen und reiben Sie sie dann mit den Stofflappen wieder ab, so dass das Gold durchschimmert. Erhabene Strukturen sollten Sie vollständig blank reiben, dadurch entsteht entstehen interessante Effekte. Spalten und Hinterschneidungen bleiben dunkel. Aus diesen Kontrasten entsteht ein patinierter Bronzeeffekt. Diese Technik eignet sich besonders gut für Reliefabgüsse, die antik wirken sollen.

6.   Abformungen Schritt für Schritt

Jedes Modell hat seine Besonderheiten. Im Folgenden werden Sie Schritt für Schritt durch die Abformung verschiedener Objekte und Körperteile geführt. Entscheidend bei jeder Abformung ist eine gute Vorbereitung des Arbeitsplatzes. Auch wenn das Alginat selbst sich mit keinem anderen Material verbindet, ersparen Sie sich einiges an Arbeit, wenn Sie den Arbeitsbereich sorgfältig abdecken. Bei kleineren Abformungen reicht eine Wachstischdecke oder auch eine stabile Malerfolie auf dem Tisch, haben Sie größere Körperabformungen geplant, sollten Sie den Arbeitsbereich mit Folie großflächig abdecken und möglichst auf einen Raum ausweichen, in dem Möbel und Fußböden relativ unempfindlich und leicht zu reinigen sind. Küche, Badezimmer oder auch ein Kellerraum eignen sich dafür besonders gut.

6.1   Abformung von Reliefs

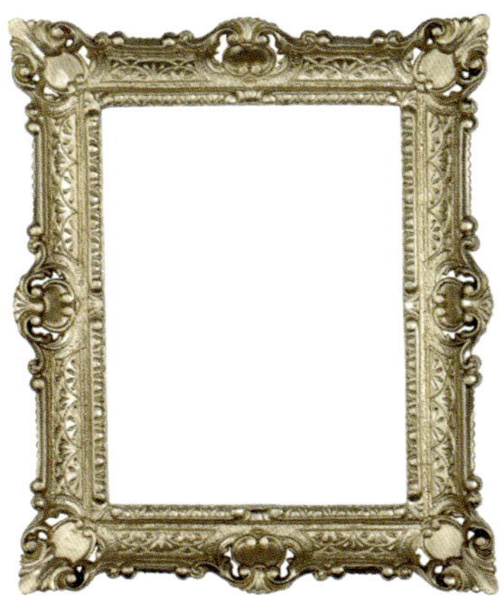

Abformungen aus Alginat lassen sich mit vielen Objekten aus den unterschiedlichsten Materialien herstellen. Je nach Oberflächenbeschaffenheit des Urmodells ist eine Vorbehandlung bzw. ein Trennmittel gemäß der Tabelle in Kapitel 4.2 erforderlich.

Die Abformung von Reliefs wird in der folgenden Anleitung beispielhaft an einem Bilderrahmen aus Holz erklärt. Nach dieser Anleitung können auch andere flache Reliefs abgeformt werden.

Was brauche ich an Material?

- ✓ Alginatpulver
- ✓ Wasser
- ✓ Flacher Behälter in passender Größe, zum Beispiel ein flacher Karton (Plastikfolie einlegen), eine flache Plastikschale oder auch eine Auflaufform
- ✓ Holzbrett oder flache Platte, etwas größer als der Abformbehälter
- ✓ Nichtaushärtende Modelliermasse zum Beispiel Knetgummi oder Modellierwachs
- ✓ NudelholzTrennwachs
- ✓ Bei Gegenständen aus unlackiertem Holz oder mit wasserlöslichen Farben bemalten Gegenständen ist ein Lackauftrag erforderlich
- ✓ Schüssel zum Anrühren und Rührwerkzeug
- ✓ Schutzfolie oder Wachstischdecke für den Arbeitsbereich
- ✓ Latexhandschuhe

Die richtige Mischung

Das Mischungsverhältnis Wasser zu Alginat kann hier mit 3:1 gewählt werden, die benötigte Menge richtet sich nach der Größe des Bilderrahmens und kann nach der Mengenermittlung in Kapitel 4.3 berechnet werden.

Die Vorbereitung von Arbeitsplatz und Modell

Decken Sie den Arbeitsbereich mit einer Wachstischdecke oder stabiler Malerfolie großflächig ab.

Je nach Material und Beschaffenheit des Urmodells, muss eine Vorbehandlung gemäß der Tabelle in Kapitel 4.2 vorgenommen werden. Bei unlackiertem Holz und bemalten Oberflächen ist eine Vorbehandlung mit Lack erforderlich, grundsätzlich sollte ein Trennmittel verwendet werden.

Die Abformung

Im ersten Schritt muss das Relief im Abformbehälter fixiert werden. Dazu benutzt man am einfachsten nichtaushärtende Modelliermasse, die man zu einer Platte in der Größe des Reliefs ausrollt und auf den Boden des Behälters legt.

In diese Platte wird nun die flache Rückseite des Reliefs hineingedrückt. Diese Maßnahme hat gleich zwei Effekte: Zum einen hält es das Relief am Boden des Behälters fest und verhindert das Aufschwimmen, zum anderen schützt es die Rückseite des Reliefs vor dem Alginat. Der Abformbehälter muss so gewählt werden, dass die höchste Erhebung des Reliefs mit etwa zwei Zentimetern Alginatmasse überdeckt ist.

Ist das Relief befestigt, kann die Alginatmasse nach Anleitung angerührt und in einem gleichmäßigen Strahl über das Relief gegossen werden.

Entformen

Hat die Alginatmasse eine puddingartige Konsistenz und klebt nicht mehr, ist der Abbindevorgang abgeschlossen. Nun beginnt die Entformung.

Dazu legt man das Holzbrett oder die Platte auf den Abformbehälter und dreht ihn um. Nun liegt die vorherige Oberseite der Abformung auf der Platte.

Nimmt man den Abformbehälter ab, dann kann man die Platte aus nichthärtender Modelliermasse abheben und das Reliefmodell vorsichtig entfernen. Die Abformung ist nun bereits bereit für den Abguss. Will man Reliefmotive von senkrecht stehenden schweren Objekten wie zum Beispiel einem Schrank oder der Wand abformen, dann kann man folgendermaßen vorgehen: Die Alginatmasse wird so dick angemischt, dass sie nicht mehr fließfähig ist und wird in mehreren Schichten auf das Element aufgetragen, das abgeformt werden soll. Um die Oberfläche zu schonen verzichtet man hier auf eine Verstärkung mit Gips, sondern nimmt die abgebundene Abformung vorsichtig ab und legt sie mit der offenen Seite nach oben in ein Bett aus feinem Quarzsand (zum Beispiel Vogelsand oder Kinderspielsand). Richten Sie die Abformung so aus, dass sie nicht gedrückt wird und eben im Sandbett liegt. Am besten überprüfen Sie die Lage mit einer Wasserwaage. Anschließend können Sie den Abguss vornehmen.

6.2   Abformung von massiven Gegenständen

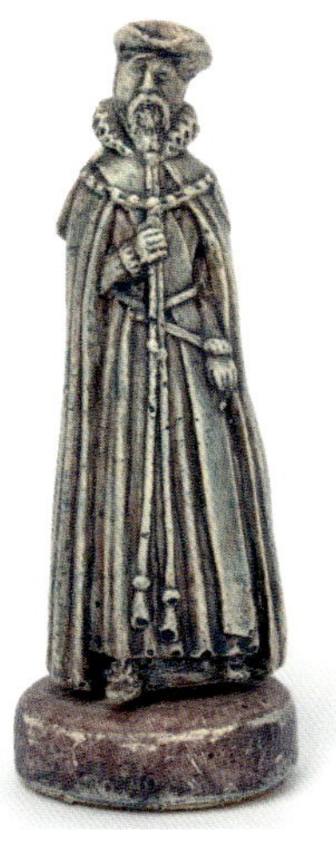

Will man komplette massive Gegenstände abformen, wählt man entweder die Methode der Hohlform wie sie auch bei Handabformungen zur Anwendung kommt, alternativ kann auch eine zweiteilige Form erstellt werden, die nach dem Prinzip der Reliefabformung funktioniert. Bei hohlen Gegenständen wie zum Beispiel Muscheln, muss die Öffnung verschlossen werden, damit die Abformung zerstörungsfrei abgenommen wird. Für den Verschluss eignet sich zum Beispiel Knetgummi.

Am Beispiel einer kleinen Skulptur – das kann eine Schachfigur sein, die ersetzt werden soll, eine Muschel vom Strand oder eine kleine Statue - wird die Abformung von massiven Gegenständen als Hohlform beschrieben.

Was brauche ich an Material?

- ✓ Alginatpulver
- ✓ Wasser
- ✓ Trennwachs
- ✓ Bei Gegenständen aus unlackiertem Holz und bei mit wasserlöslichen Farben bemalten Objekten ist ein Lackauftrag erforderlich.
- ✓ Plastikgefäß in passender Größe
- ✓ Schüssel zum Anrühren und Rührgerät
- ✓ Schutzfolie oder Wachstischdecke für den Arbeitsbereich
- ✓ Latexhandschuhe

Das geeignete Mischungsverhältnis Wasser zu Alginatpulver liegt bei 3:1. Die Konsistenz des Alginatpuddings kann hier recht weich sein, da das Objekt eingetaucht wird.

Die richtige Mischung

Die genaue Mengenermittlung können Sie nach der Anleitung in Kapitel 4.3 vornehmen.

Die Vorbereitung von Arbeitsplatz und Modell

Decken Sie den Arbeitsbereich mit einer Wachstischdecke oder stabiler Malerfolie großflächig ab.

Je nach Material und Beschaffenheit des Urmodells, muss eine Vorbehandlung gemäß der Tabelle in Kapitel 4.2 vorgenommen werden. Bei unlackiertem Holz und bemalten Oberflächen ist eine Vorbehandlung mit Lack erforderlich, grundsätzlich sollte ein Trennmittel verwendet werden.

Rühren Sie den Alginatbrei im angegebenen Mischungsverhältnis an Dazu füllen Sie das abgemessene Wasser in einen ausreichend großen Plastikbehälter und geben die entsprechende Menge Alginat zu. Rühren Sie schnell und solange, bis eine homogene Masse entstanden ist. Kleinere Klümpchen sind unproblematisch, größere Verklumpungen sollten Sie jedoch vermeiden. Gießen Sie den flüssigen Alginatbrei in den Abformbehälter.

Die Abformung

Damit die Figur später aus dem Alginatpudding genommen werden kann, ohne die Abformung zu zerstören, muss sie mit dem schmalen Ende nach unten eingetaucht werden. Will man zum Beispiel einen ganzen Kopf mit Hals abformen, muss das Objekt mit dem Hals zuerst eingetaucht werden.

Achten Sie darauf, dass das Objekt nicht bis zum Grund des Gefäßes absinkt. An den Seiten muss ausreichend Abstand zur Gefäßwand bestehen. Das Absinken verhindern Sie, indem Sie an der Unterseite des Urmodells Wachs- oder Knetgummi als Abstandhalter befestigen. Diese Abstandhalter werden zwar in der Abformung nachgebildet und sind auch am Gießling zu sehen, die Stellen können aber relativ leicht nachgearbeitet werden.

Entformen

Hat die Masse abgebunden, Stülpen Sie das Abformgefäß um (am besten auf ein Brett oder eine Platte) und trennen Sie den Alginatpudding mit einem stumpfen Gegenstand (zum Beispiel einem Löffelstiel) an einer Seite auf. Jetzt können Sie das Urmodell kontrolliert entnehmen, ohne dass die Abformung einreißt. Anschließend geben Sie die Abformung in den Abformbehälter zurück. Dadurch wird die entstandene Nahtstelle zusammengedrückt und Sie können die Abformung ausgießen. Die Naht, die später auf dem Abguss zu sehen ist, lässt sich bei der Nachbearbeitung entfernen.

Möchte man ein Modell mit stärkeren Hinterschneidungen oder einen massiven Gegenstand komplett abformen, wählt man die Methode der zweiteiligen Form.

6.3   Körperabformungen

Alginat hat viele Eigenschaften, die es für die Körperabformung besonders gut geeignet machen. Insbesondere die Detailtreue der Abformung und die gesundheitliche Unbedenklichkeit bei Hautkontakt machen das Material optimal. Im Prinzip lässt sich der ganze Körper abformen. Je nach Körperteil werden die unterschiedlichen Abformmethoden angewandt, jede Abformung hat andere Schwierigkeitsgrade und Besonderheiten. In den folgenden Schritt für Schritt Anleitungen werden die Alginatabformungen der einzelnen Körperteile von Kopf bis Fuß beschrieben.

Die Arbeit mit lebenden Modellen

Wenn Sie statt eines Bilderrahmens oder eines anderen Objektes Abformungen von lebenden Modellen machen wollen, gibt es einige Punkte zu beachten:

> ➢ Auch wenn Alginat ein Naturstoff ist, sollten Sie vorher einen Test machen, um zu prüfen, ob Ihr Modell eventuell allergisch reagiert. Streichen Sie dazu eine kleine Menge Alginatbrei auf die Haut und warten Sie einige Minuten ab. Kommt es zu Hautreaktionen, sollten Sie von der Alginatabformung unbedingt absehen.

> ➢ Besprechen Sie vorher, was Sie vorhaben und was während der Abformung passieren wird. Gerade bei Kindern oder auch bei der Abformung von Gesicht und größeren Körperteilen kann sonst eventuell Angst und Unsicherheit aufkommen.

> ➢ Bei größeren Körperabformungen sollten Sie Ihr Modell gut beobachten. Merken Sie, dass ihm schwindelig wird oder es nicht mehr stehen kann, dann halten Sie einen Stuhl bereit. Mit ein bisschen Glück bleibt die Abformung sogar intakt.

6.3.1 Handabformungen

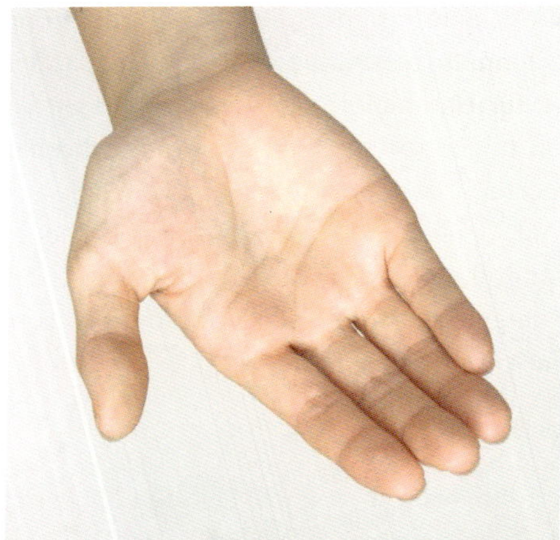

Gerade bei Handabformungen kann man der Fantasie freien Lauf lassen. Es sind ganz viele und verschiedene Stellungen der Hand möglich, so dass der spätere Abguss der Hand unterschiedlich verwendet werden kann: Als reine Skulptur, aber auch als Schale, Schmuck- Seifen- oder Handyhalter. Die Abformung selbst ist in wenigen Minuten durchgeführt. Im Anschluss daran erstellt man am besten sofort den Abguss mit der gewählten Gießmasse.

Was brauche ich an Material?

- ✓ Alginatpulver
- ✓ Wasser
- ✓ Plastikgefäß
- ✓ Schüssel zum Anrühren und Rührgerat
- ✓ Schutzfolie oder Wachstischdecke für den Arbeitsbereich
- ✓ Latexhandschuhe

Die richtige Mischung

Da bei Handabformungen die Gießtechnik angewandt wird, ist das geeignete Mischungsverhältnis Wasser zu Alginatpulver 3:1. Die

Konsistenz des Alginatpuddings kann hier sehr weich sein, da die komplette Hand eingetaucht wird.

Die genaue Mengenermittlung können Sie nach der Anleitung in Kapitel 4.3 vornehmen, als Richtwerte für Handabformungen gelten folgende Mengen:

Kleinkinder bis 2 Jahre: 100 Gramm Alginat, 300 ml Wasser

Kinder von 2 bis 8 Jahren: 200 Gramm Alginat, 600 ml Wasser

Erwachsene: 300 bis 400 Gramm Alginat, 900 bis 1.200 ml Wasser

Die Vorbereitung von Arbeitsplatz und Modell

Decken Sie den Arbeitsbereich mit einer Wachstischdecke oder stabiler Malerfolie großflächig ab. Ihr Modell sollte vorher noch einmal auf die Toilette gehen (besonders wichtig bei Kindern), die Hand sollte mit normaler Seife gereinigt sein. Wie sehen die Fingernägel aus? Müssen Sie noch einmal geschnitten oder gefeilt werden? Soll eventuell ein Schmuckstück mit abgeformt werden? Wenn das Modell perfekt vorbereitet ist, kann die eigentliche Abformung losgehen.

Rühren Sie den Alginatbrei an. Dazu füllen Sie das abgemessene Wasser in einen ausreichend großen Plastikbehälter und geben die entsprechende Menge Alginat zu. Rühren Sie schnell und solange, bis eine homogene Masse entstanden ist. Kleinere Klümpchen sind unproblematisch, größere Verklumpungen sollten Sie jedoch vermeiden. Gießen Sie den flüssigen Alginatbrei in den Abformbehälter.

Wichtig ist, dass Sie schnell arbeiten, da die Abbindereaktion beginnt, sobald sich Alginat und Wasser treffen. Warmes Wasser verringert die Abbindezeit. Besonders bei Kindern kann dies von Vorteil sein.

Die Abformung

Im nächsten Schritt tauchen Sie die Hand in die Alginatmasse. Der Abstand zwischen Hand und Gefäß sollte an jeder Stelle mindestens 2 cm betragen. Achten Sie auf eine bequeme Sitzhaltung, die so sein sollte, dass die Hand entspannt über dem Rand des Gefäßes hängen kann.

Bewegen Sie die Hand leicht hin und her, damit eventuelle Luft an der Handoberfläche entweichen kann. Anschließend muss die Hand für die nächsten drei bis fünf Minuten möglichst still gehalten werden. In dieser Zeit erstarrt das Alginatgemisch zum Negativabbild des Modells.

Entformen

Der Abbindevorgang ist abgeschlossen, wenn der Alginatbrei nicht mehr flüssig und klebrig ist. Das Handgelenk wird vorsichtig mit den Fingern, einem Holz- oder Plastikspatel abgelöst. Nun kann die Hand unter leichtem Drehen ganz langsam aus der Masse gezogen werden, die Abformung ist fertig.

Die Abformung kann und muss anschließend sofort weiterverwendet und mit entsprechender Gießmasse ausgegossen werden. Sollten Sie das Modell erst später anfertigen wollen, können Sie die Abformung etwa 24 Stunden aufbewahren, ohne dass sie aufgrund der Formveränderung unbrauchbar wird (das Wasser im Alginatpudding verdunstet, die Form schrumpft ein!). Dazu füllen Sie die Hohlformmit Wasser, decken das Gefäß ab und deponieren es an einem kühlen Ort.

Vorschläge für Handabformungen:

Hände können in allen erdenklichen Positionen abgeformt werden.

> ➢ Kinder halten ihre Hand am leichtesten still, wenn sie zur Faust geballt ist, auch eine gerade Fingerhaltung ist möglich.

> ➢ Krümmt man die Handfläche leicht, so dass eine Art Schale entsteht, kann man das spätere Modell als Behälter für Geldstücke oder andere Kleinigkeiten verwenden.

> ➢ Für eine Schmuckhand zur Aufbewahrung von Ringen und Ketten, sollten die Finger gestreckt und gleichzeitig gespreizt werden. Dafür ist ein etwas größeres Gefäß nötig, um den Abstand von 2 cm rund um die Hand einhalten zu können.

> ➢ Soll das Handmodell später etwas halten – zum Beispiel ein Handy, eine Kerze oder eine schmale Blumenvase - ist es hilfreich, ein gleich geformtes Styropormodell in die Hand zu nehmen und dieses mit abzuformen. Das Styropor kann später leicht entfernt werden, in der Handhaltung ist eine entsprechende Lücke vorhanden, in die das Handy geschoben werden kann.

➢ Ebenso möglich ist es, Gegenstände direkt in die Abformung mit einzubeziehen. Dies kann zum Beispiel ein Apfel oder ein anderer kompakter Gegenstand sein. Wichtig ist immer, dass sich die Abformung später auch vom Modell lösen lässt, ohne kaputt zu gehen.

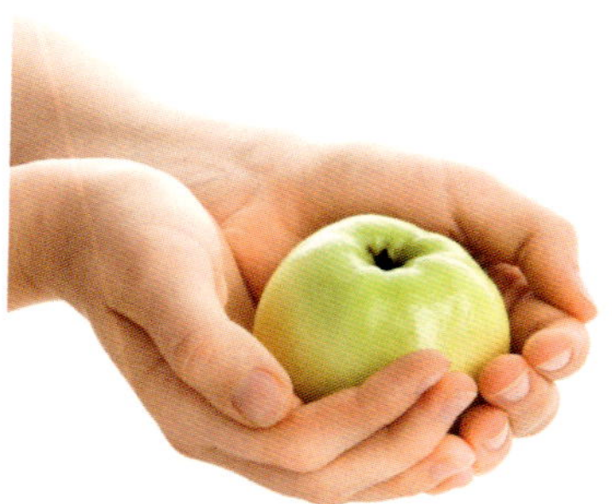

6.3.2 Fußabformungen

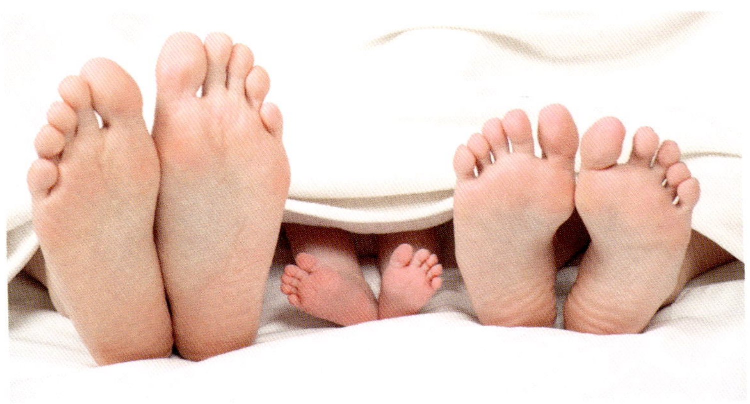

Das Prinzip der Fußabformung entspricht im Großen und Ganzen der Handabformung. Dennoch gibt es einige Besonderheiten zu beachten, die vor allem aus dem rechten Winkel zwischen Fuß und Bein entstehen.

Was brauche ich an Material?

- ✓ Alginatpulver
- ✓ Wasser
- ✓ Rechteckiges Plastikgefäß in passender Größe, gut geeignet sind rechteckige Putzeimer oder eine Aufbewahrungsbox aus Kunststoff
- ✓ Schüssel zum Anrühren und Rührgerat
- ✓ Schutzfolie oder Wachstischdecke für den Arbeitsbereich
- ✓ Latexhandschuhe

Die richtige Mischung

Auch hier arbeitet man mit der Gießtechnik. Das geeignete Mischungsverhältnis Wasser zu Alginatpulver beträgt 3:1. Die Konsistenz des Alginatpuddings kann hier weich sein, da der Fuß komplett eingetaucht wird. Ist die Alginatmasse eher wabbelig, dann reißt sie beim Entformen nicht ganz so leicht ein. Die genaue Mengenermittlung können Sie nach der Anleitung in Kapitel 4.3 vornehmen.

Die Vorbereitung von Arbeitsplatz und Modell

Decken Sie den Arbeitsbereich mit einer Wachstischdecke oder stabiler Malerfolie großflächig ab. Ihr Modell sollte vorher noch einmal auf die Toilette gehen.

Rühren Sie den Alginatbrei an. Dazu füllen Sie das abgemessene Wasser in einen ausreichend großen Plastikbehälter und geben die entsprechende Menge Alginat zu. Rühren Sie schnell und solange, bis eine homogene Masse entstanden ist. Kleinere Klümpchen sind unproblematisch, größere Verklumpungen sollten Sie jedoch vermeiden. Gießen Sie den flüssigen Alginatbrei in den Abformbehälter.

Die Abformung

Am schönsten gelingt eine Fußabformung, wenn der Fuß frei in der Alginatmasse hängt. Dadurch wird auch die Sohle schön und detailgetreu abgeformt. Optimalerweise hat der Fuß keinen Kontakt mit den Seitenwänden und dem Boden des Gefäßes. Dazwischen sollten mindestens zwei Zentimeter Luft sein.

Bevor man mit der Abformung beginnt, sollte man überlegen, wie tief der Fuß im Alginat stecken soll:

> ➢ Je tiefer der Fuß in die Alginatmasse eingebettet wird, umso größer ist die Gefahr, dass der Pudding beim Entformen einreißt. Häufig entstehen Risse an der Ferse, die jedoch vor dem Guss einfach wieder zusammengedrückt werden kann. Die

„Nahtstelle", die dadurch am Abguss entsteht, kann nach der Ausformung abgeschliffen werden.

> Wird der Fuß weiter als bis zum Fußgelenk eingetaucht, ist ein Entformen durch bloßes Herausziehen kaum mehr möglich.

Entformen

Entscheiden Sie sich für einen höheren Abguss, dann müssen Sie die Abformung beim Entfernen zweiteilen, sie muss an einer geeigneten Stelle aufgetrennt werden. Gut geeignet ist ein stumpfer Gegenstand, zum Beispiel der Stiel eines Löffels. Dadurch erhalten Sie eine kontrollierte Nahtstelle, die sich im Gegensatz zum Riss wieder gut zusammendrücken lässt. Bei der Fußabformung wählen Sie die Fersenmitte und trennen den Alginatpudding dort mit einem sauberen Schnitt. Anschließend lässt sich der Fuß leicht nach hinten herausziehen und es entstehen keine unkontrollierten Risse.

Für den Abguss drücken Sie den Schnitt einfach wieder zusammen. Zwar entsteht dort am Gießling eine etwas aufstehende Nahtstelle, diese lässt sich jedoch nach dem Abbinden leicht abreiben.

6.3.3 Gesichtsabformungen

Um ein menschliches Gesicht abzuformen, können verschiedene Methoden angewandt werden. Entweder man erstellt eine Reliefform, indem man fett angerührten Alginatbrei auf das Gesicht aufträgt, mit Gipsbinden verstärkt und aushärten lässt. Alternativ kann man eine Gesichtsform aber auch im Tauchverfahren, nach dem Prinzip der Reliefabformung herstellen. Dazu muss allerdings ein sehr schnell abbindendes Alginat verwendet werden (im Handel erhältlich), denn das Modell muss während der Abformung den Atem anhalten.

Was brauche ich an Material?

- ✓ Alginatpulver
- ✓ Wasser
- ✓ Plastikgefäß in der passenden Größe für Variante zwei
- ✓ Schüssel zum Anrühren und Rührgerat
- ✓ Schutzfolie oder Wachstischdecke für den Arbeitsbereich
- ✓ Evtl. Badekappe oder Frischhaltefolie für die Haare
- ✓ Einen Strohhalm
- ✓ Gipsbandagen
- ✓ Latexhandschuhe

Die richtige Mischung

Um ein Gesicht auf die konventionelle Art und Weise abzuformen, wird das Material sehr fett angerührt, so dass ein zäher Alginatbrei entsteht. Das Mischungsverhältnis Wasser zu Alginat sollte mindestens 2:1 betragen.

Für die Tauchvariante kann der Alginatbrei wie bei der Hand- oder Fußabformung im Verhältnis 3:1 angemischt werden.

Die Mengenermittlung ist hier schwierig vorzunehmen und vom Mischungsverhältnis abhängig.

Die Vorbereitung von Arbeitsplatz und Modell

Decken Sie den Arbeitsbereich mit einer Wachstischdecke oder stabiler Malerfolie großflächig ab. Ihr Modell sollte vorher noch einmal auf die Toilette gehen. Je nachdem, ob der Haaransatz mit abgeformt werden soll oder nicht, kann das Haar mit Frischhaltefolie oder auch einer enganliegenden Badekappe geschützt werden.

Rühren Sie den Alginatbrei an. Dazu füllen Sie das abgemessene Wasser in einen ausreichend großen Plastikbehälter und geben die entsprechende Menge Alginat zu. Rühren Sie schnell und solange, bis eine homogene Masse entstanden ist. Kleinere Klümpchen sind unproblematisch, größere Verklumpungen sollten Sie jedoch vermeiden.

Die Abformung

Variante 1: Streichverfahren

Streichen Sie den zähen Alginatbrei über das Gesicht des Modells. Dies können Sie entweder mit den Händen, alternativ auch mit einem großen Holzspatel machen. Lässt es die Konsistenz zu (diese bestimmen Sie über das Mischungsverhältnis), dann können Sie das Alginat auch von der Stirn aus über das Gesicht gießen. Für diese Methode ist es hilfreich, wenn der Kopf in den Nacken gelegt wird.

Damit Ihr Modell während der Abformung atmen kann, können Sie ihm entweder einen Strohhalm in den Mund stecken oder beim Herstellen der Abformung darauf achten, dass die Nasenlöcher frei bleiben. Die Löcher können später im Zuge der Gipsverstärkung geschlossen werden. Fragen Sie immer wieder ab, ob sich Ihr Modell gut fühlt und vollständig atmen kann. Die Tatsache, dass das komplette Gesicht mit dem

Alginatbrei bedeckt wird, kann bei manchen Menschen zu Angst und Panik führen.

Auf den abgebundenen Alginatbrei werden zur Verstärkung einige Schichten Gipsbinden aufgelegt.

Dazu schneiden Sie die Gipsbinden in kurze Stücke und wässern Sie gründlich. Meist hat der Hersteller eine ausführliche Anleitung beigelegt. Die gewässerten Gipsbinden werden auf der Alginatschicht aufgelegt und ausgestrichen. Achten Sie darauf, dass sich die einzelnen Stücke überlappen und bedecken Sie die Abformung mit mindestens drei Schichten.

Nach etwa 10 Minuten sind die Gipsbinden ausgehärtet und die „Maske" vom Gesicht abgenommen werden. Das Modell sollte sich dabei nach vorne neigen und die Abformung samt Gipsverstärkung mit beiden Händen festhalten, so dass Sie beim Abnehmen waagrecht mit der Gipsschicht nach unten liegt.

Variante 2 Tauchverfahren

Für diese Variante werden schnellabbindendes Alginat und ein mutiges Modell benötigt. Verwendet man warmes Wasser, wird der Vorgang zusätzlich beschleunigt. Als Abformgefäß brauchen Sie eine Schüssel, die so groß ist, dass das Gesicht hinein getaucht werden kann. Die Tiefe des Gefäßes muss das Gesicht von der Nasenspitze bis hin zu den Schläfen aufnehmen. Zwischen Nasenspitze und Boden des Gefäßes sollten zwei Zentimeter Platz bleiben.

Für die Abformung wird das Gesicht bis zur Aussteifung in die Schüssel mit Alginatbrei gedrückt (vorher Luft holen nicht vergessen!) und anschließend einfach wieder herausgehoben. Schnell abbindendes Alginat ist in 30 bis 40 Sekunden fest. Das Modell sollte vorher testen, ob es die Luft so lange anhalten kann, ohne in Panik zu geraten. Diese Art der Abformung kann sogar mehrmals benutzt werden, da ein zerstörungsfreies Herauslösen des Gießlings möglich ist.

6.3.4 Kopfabformungen

Auch ein kompletter Kopf kann mit Alginat abgeformt werden. Dafür muss allerdings eine zweiteilige Form hergestellt werden. Die beiden Kopfhälften werden einzeln abgeformt und zu einer zweiteiligen Form zusammengesetzt. Diese Abformungsmethode ist recht aufwendig, am Ende hat man jedoch eine realistische und detailgetreue Skulptur des Kopfes in 3D. Möchte man diese Methode der Abformung anwenden, sollte man bedenken, dass sehr viel Gießmasse nötig ist. Zum einen braucht man sehr viel Material, zum anderen wird der Abguss ziemlich schwer. Hier kann man sich behelfen, indem man zum Beispiel eine mit Frischhaltefolie umwickelte Pappröhre in die Eingießöffnung einführt. Dadurch entsteht im Inneren des Objektes ein Hohlraum, der dazu beiträgt, dass Gewicht und Menge der Gießmasse reduziert werden.

Was brauche ich an Material?

- ✓ Alginatpulver
- ✓ Wasser
- ✓ Schüssel zum Anrühren und Rührgerat

✓ Schutzfolie oder Wachstischdecke für den Arbeitsbereich
✓ Badekappe oder Frischhaltefolie für die Haare
✓ Einen Strohhalm
✓ Gipsbandagen
✓ Latexhandschuhe

Die richtige Mischung

Wie bei der konventionellen Gesichtsabformung, wird das Material sehr fett angerührt, so dass ein zäher Alginatbrei entsteht. Das Mischungsverhältnis Wasser zu Alginat sollte mindestens 2:1 betragen.

Die Vorbereitung von Arbeitsplatz und Modell

Decken Sie den Arbeitsbereich mit einer Wachstischdecke oder stabiler Malerfolie großflächig ab. Ihr Modell sollte vorher noch einmal auf die Toilette gehen. Das Haar sollte mit Frischhaltefolie oder einer enganliegenden Badekappe geschützt werden.

Rühren Sie den Alginatbrei an. Dazu füllen Sie das abgemessene Wasser in einen ausreichend großen Plastikbehälter und geben die entsprechende Menge Alginat zu. Rühren Sie schnell und solange, bis eine homogene Masse entstanden ist. Kleinere Klümpchen sind unproblematisch, größere Verklumpungen sollten Sie jedoch vermeiden.

Die Abformung

Um einen kompletten Kopf abzuformen, legt man eine Linie fest, die an der einen Halsseite beginnt, quer über den Kopf führt und auf der anderen Seite endet. Die Linie sollte vor den Ohren verlaufen, diese werden zusammen mit dem Hinterkopf abgeformt.

Dann erstellt man zuerst eine Gesichtsabformung nach der Anleitung 6.3.3, dabei sollte man vor allem auf die sorgfältige Ausführung der Ränder achten.

Wenn die Gipsbinden einigermaßen abgebunden haben, streicht man den Rand der Stützform dick mit Vaseline ein und formt den Hinterkopf ab.

Die Gipsbinden, die dort auf die Abformung aufgebracht werden, lässt man über den Rand der vorderen Hälfte ragen. Die Vaseline verhindert, dass sich die beiden Hälften verbinden.

Ist die Gipsstützform des Hinterkopfes ausgehärtet, kann man die beiden Hälften vorsichtig voneinander lösen. Dabei ist darauf zu achten, dass die Alginatabformung nicht aus der Gipsstützform fällt.

Hat man die beiden Hälften entfernt, können sie an der Nahtstelle wieder zusammengesetzt werden. Es liegt nun eine komplette Hohlform vor, die mit Gießmasse ausgegossen werden kann.

Will man Material und Gewicht sparen, dann führt man in die (Hals-) Öffnung er Form die vorbereitete Pappröhre ein. Dabei ist darauf zu achten, dass die Öffnung groß genug bleibt und sich die Gießmasse noch gut einfüllen lässt. Man kann auch die Form erst zum Teil ausgießen und dann die Pappröhre einschieben.

6.3.5 Torso-Abformungen

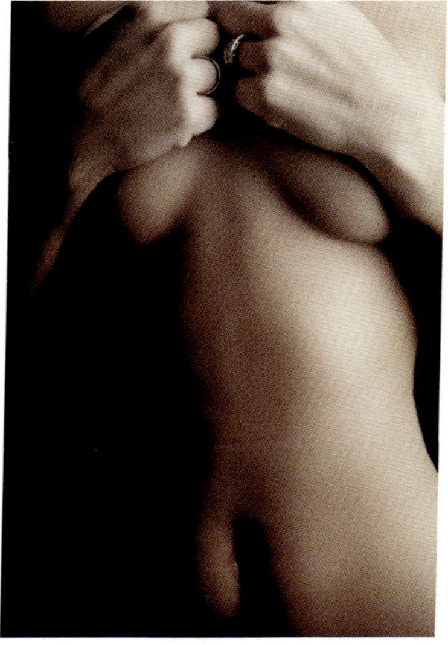

Der Torso wird in der Regel als Relief abgeformt, theoretisch kann auch eine komplette Skulptur nach dem Prinzip der Kopfabformung hergestellt werden. Die Arbeitsschritte für die Torso-Abformung bleiben gleich, egal ob man den ganzen Oberkörper (vorne oder hinten) oder nur Teilbereiche (Brust, Bauch, Po, Intimzone der Frau) abformt. Lediglich eine Penisabformung wird nach einer anderen Methode hergestellt (Kapitel 6.3.6).

Da eine Reliefabformung des kompletten Oberkörpers anspruchsvoll und materialaufwendig ist, sollten Sie auf alle Eventualitäten vorbereitet sein. Üben Sie vorher an kleineren Abformungen und lernen Sie das Alginat und seine Eigenschaften gut kennen. Sie sollten unbedingt zu zweit sein und vor Beginn der Abformung alle Arbeitsschritte durchsprechen. Die Zeit, die für die Abformung zur Verfügung steht, ist kurz, selbst wenn Sie durch eine niedrige Wassertemperatur und den Einsatz von Verzögerer die Abbindezeit des Alginats verlängern können.

Was brauche ich an Material?

- ✓ Alginatpulver
- ✓ Wasser
- ✓ Plastikgefäß
- ✓ Schüssel zum Anrühren und Rührgerat

✓ Schutzfolie oder Wachstischdecke für den Arbeitsbereich
✓ Latexhandschuhe

Die richtige Mischung

Das Material wird so fett angerührt, dass ein zäher Alginatbrei entsteht, der nicht vom Körper herunterläuft. Das Mischungsverhältnis Wasser zu Alginat sollte mindestens 2:1 betragen.

Die Mengenermittlung

Wie viel Alginat für ein Torsorelief benötigt wird, ist von der Statur des Modells abhängig und davon, ob eine komplette Torsoseite oder nur ein Teilbereich abgeformt werden soll. Als Richtwert kann man folgende Mengenangaben ansetzen:

Intimabformung	ca. 250 Gramm Alginat (Frau)
	ca. 250 bis 400 Gramm Alginat (Mann, abhängig von gewählter Abformung)
Po/ Brust	500 bis 750 Gramm Alginat
Torso	1.000 bis 1.500 Gramm Alginat
Babybauch	1.500 bis 2.000 Gramm Alginat

Die Vorbereitung von Arbeitsplatz und Modell

Decken Sie den Arbeitsbereich mit einer Wachstischdecke oder stabiler Malerfolie großflächig ab. Ihr Modell sollte vorher noch einmal auf die Toilette gehen. Wichtig ist bei einer Körperabformung, dass sich das Modell frühzeitig auszieht. Denn alle Abdrücke auf der Haut – zum Beispiel von Gummis, dem Hosenbund oder dem Träger des BH´s – sind später auch auf der Abformung sichtbar.

Ihr Modell sollte sich für die Abformung in einer möglichst bequemen und entspannten Position befinden. Für die Abformung der Front hat sich entweder die Rückenlage oder der Stand mit der Möglichkeit zum Anlehnen bewährt. So kann sich das Modell zum Beispiel mit dem Po an die Tischkante lehnen; auch ein schräg an die Wand gestelltes Brett eignet sich. Wählen Sie die Rückenlage sollten Sie bedenken, dass die Brüste bei Frauen flach werden und nach außen kippen. Klären Sie vorher, ob Sie diesen Effekt wünschen – falls nicht, muss das Modell stehen.

Rühren Sie den Alginatbrei an. Dazu füllen Sie das abgemessene Wasser in einen ausreichend großen Plastikbehälter und geben die entsprechende Menge Alginat zu. Rühren Sie schnell und solange, bis eine homogene Masse entstanden ist. Kleinere Klümpchen sind unproblematisch, größere Verklumpungen sollten Sie jedoch vermeiden.

Die Abformung

Ist der Alginatbrei angerührt, muss es schnell gehen. Tragen Sie die Alginatmasse mit den Händen auf das Körperareal auf, das abgeformt werden soll. Bei aller gebotenen Schnelligkeit müssen Sie vor allem darauf achten, dass Sie die Masse gut auf der Haut verstreichen. Luftblasen zwischen Alginatmasse und Haut spiegeln sich später im Abguss wieder.

Wenn die Alginatschicht abgebunden hat, dann beginnen Sie, die Gipsverstärkung aufzubringen. Dieser Vorgang muss sehr sorgfältig durchgeführt werden. Fällt die Alginatabformung in sich zusammen, lässt sie sich nicht wieder faltenfrei ausbreiten.

Für die Gipsverstärkung streichen Sie gewässerte und zurecht geschnittene Gipsbinden auf der Alginatabformung aus. Achten Sie darauf, dass sich die einzelnen Bindenstücke überlappen und bedecken Sie das Alginat komplett. Um die Kanten zu stabilisieren, werden die Gipsbinden etwa einen Zentimeter um den Rand herum gelegt. Auf die gleiche Art und Weise arbeiten Sie mindestens zwei, besser drei weitere Schichten auf die Abformung auf.

Die Entformung

Lassen Sie die Gipsstützform etwa 10 Minuten aushärten. Nun kann die Reliefform vorsichtig vom Körper des Modells abgenommen werden. Wenn sich das Modell vorsichtig dehnt und den Bauch nach innen zieht, kann es den Ablösevorgang unterstützen. Denken Sie beim Ablösen immer daran, dass Alginat und Gipsverstärkung nicht miteinander verklebt sind!

Abformungen vom Babybauch

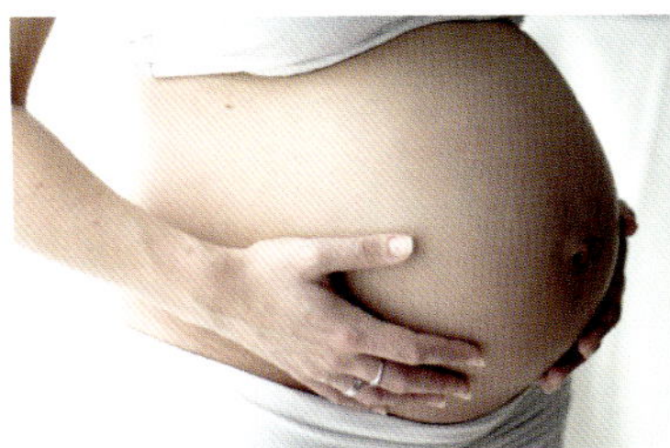

Ein beliebtes Modell von Körperabformungen sind Babybäuche. Die Technik ist im Grunde genommen die gleiche wie bei den anderen Torso-Abformungen auch. Zu beachten ist lediglich, dass man größere Mengen benötigt. Um die Vorderseite einer schwangeren Frau abzuformen, sind etwa 2.000 Gramm Alginat nötig.

Achten Sie auch darauf, dass Schwangere aufgrund der besonderen Situation leicht mit körperlichem Unwohlsein reagieren können. Für die

Abformung muss das Modell etwa 20 bis 30 Minuten in einer Position verharren.

Deshalb ist es wichtig, dass das Modell so bequem und entspannt wie möglich steht. So kann sich die Frau zum Beispiel mit dem Po auf eine Tischkante setzen und sich mit den Händen seitlich abstützen.

Auch im Liegen sind Abformungen möglich, allerdings sollte man bedenken, dass der Babybauch dann sehr „breit" wird und schwangere Frauen oft nicht gut auf dem Rücken liegen können.

Da sich in der Alginatabformung auch Abdrücke auf der Haut zum Beispiel von einschnürender Kleidung abzeichnen, ist es wichtig, schon einige Zeit vor Beginn der Abformung keine enge Kleidung zu tragen.

Je schwangerer eine Frau, umso eindrucksvoller wird die Abformung. Als optimal gilt der Zeitpunkt etwa drei Wochen vor dem Geburtstermin.

Für die Abformung gibt es verschiedene Varianten: so kann der Bauch samt Brust abgeformt werden; alternativ kann die Abformung auch von den Oberschenkeln bis zu den Schultern reichen, selbst die Arme können noch mit angedeutet werden. Ebenso möglich ist es, für die Abformung einen Arm vor die Brust zu nehmen und so die Brustwarzen zu verdecken.

Der Abguss

Wenn die Abformung samt Gipsverstärkung abgelöst ist, legen Sie sie auf den Tisch und überprüfen Sie, ob Luftblasen, Risse oder Löcher zu sehen sind. Auch eventuelle Krümel müssen entfernt werden, zum Beispiel mit einem Stück Küchenrolle. Mit Melkfett oder Vaseline können Sie Löcher verschließen, Risse lassen sich je nach Lage einfach zusammendrücken oder können von außen an der Gipsseite zusammengezogen werden. Diese Maßnahmen betreffen nur extreme

Fehler. Die Feinarbeit kann später am Abguss erledigt werden. Bei einer Torsorelief-Abformung oder einer Teilabformung gießt man das Negativ nicht aus, sondern streicht es vielmehr mit der gewählten Gießmasse aus.

> Im ersten Schritt rühren Sie die Gießmasse an, das sollte portionsweise erfolgen.

> Sie sollten das verwendete Material kennen und wissen, wie es sich verarbeiten lässt und wie schnell es abbindet, also testen Sie vorher das Verhalten mit einer kleinen Menge.

> Mit einem Flachpinsel streichen Sie die Gießmasse in die Abformung. Die erste Schicht ist die allerwichtigste, denn sie bestimmt die spätere Oberfläche des Reliefs. Streichen Sie die Masse dünn und sorgfältig auf. Achten Sie darauf, dass sie in alle Vertiefungen der Abformung hineinfließt und das über die ganze Fläche hinweg.

> Die zweite Schicht wird ebenfalls noch dünn aufgetragen. Wichtig ist, dass Sie nass in nass arbeiten, damit sich die Gießmasse gut verbindet. In die vorletzte Schicht kann eine zusätzliche Verstärkung eingearbeitet werden, die das Relief stabilisiert. Dazu können Sie Gewebestreifen in die noch nasse Schicht einlegen und mit dem Pinsel hineindrücken.

> Über die Verstärkung kommt dann noch eine letzte Schicht Gießmasse, die die endgültige innere Oberfläche bildet.

➤ Lassen Sie die Gießmasse gründlich aushärten, bevor Sie sie umdrehen und aus der Form nehmen.

Und nun? Vorschläge für die Reliefgestaltung

Wenn Sie ein Torso- oder auch ein Gesichtsrelief hergestellt haben, gibt es verschiedene Möglichkeiten, diesem einen gestalterischen Rahmen zu geben. Wollen Sie das Objekt an die Wand hängen, können Sie es mit Acrylspachtelmasse auf einen Keilrahmen kleben, der mit einer Leinwand bezogen ist. Acrylspachtelmasse eignet sich ebenso dazu, Halter oder Stangen am Relief zu fixieren, mit denen es frei im Raum stehen kann.

Bei der Farbgestaltung sind die Möglichkeiten nahezu unbegrenzt. Sie können den Abguss nachbearbeiten und in der Farbe der Abgussmasse lassen, andere Möglichkeiten sind die unterschiedlichsten Farbgestaltungen, die durch verschiedene Lacke und Farben erzielt werden können. Die Möglichkeiten sind in Kapitel 5.4 beschrieben.

6.3.6 Genitalabformungen

Die weiblichen Genitalien werden nach dem Prinzip der Torso- bzw. Gesichtsabformung im Streichverfahren als Auflage abgeformt und mit einer Stützform aus Gipsbandagen versehen. Anders sieht es bei der Penisabformung aus.

Für die Abformung sind verschiedene Positionen möglich. Soll der Penis mitsamt den Hoden abgeformt werden, eignet sich die Hundsstellung auf den Knien, die Arme sind abgestützt. Der in dieser Position frei hängende Penis wird mit oder ohne Hoden in ein passendes Gefäß eingetaucht und nach dem Aushärten des Alginatpuddings vorsichtig wieder herausgezogen. Andere Positionen sind natürlich ebenso möglich und davon abhängig, welches Ergebnis erzielt werden soll. Verschiedene Varianten werden im Folgenden beschrieben:

Was brauche ich an Material?

- ✓ Alginatpulver
- ✓ Wasser
- ✓ Plastikgefäß
- ✓ Schüssel zum Anrühren und Rührgerat
- ✓ Schutzfolie oder Wachstischdecke für den Arbeitsbereich
- ✓ Latexhandschuhe

Die richtige Mischung

Bei der Penisabformung im Tauchverfahren kann für den Alginatbrei eine recht flüssige Mischung verwendet werden. Das geeignete Mischungsverhältnis Wasser zu Alginatpulver ist 3:1. Die Konsistenz des Alginatpuddings kann hier sehr weich sein, da der Penis komplett eingetaucht wird.

Die genaue Mengenermittlung können Sie nach der Anleitung in Kapitel 4.3 vornehmen.

Die Vorbereitung von Arbeitsplatz und Modell

Decken Sie den Arbeitsbereich mit einer Wachstischdecke oder stabiler Malerfolie großflächig ab. Ihr Modell sollte vorher noch einmal auf die Toilette gehen. Je nachdem, in welchem Zustand der Penis abgeformt werden soll, muss das Modell nun die entsprechenden Vorbereitungen treffen.

Rühren Sie den Alginatbrei an und füllen Sie den flüssigen, möglichst klumpenfreien Alginatbrei in den Abformbehälter.

Die Abformung

Variante 1

In den Abformbehälter wird nun der Penis so weit wie gewünscht eingetaucht. Der Mann kniet auf allen Vieren, am besten probieren Sie vorher aus, ob das Gefäß erhöht stehen muss. Wenn der Alginatbrei erstarrt ist, wird der Penis vorsichtig wieder herausgezogen. Diese Variante eignet sich besonders für eine Komplettabformung von Penis und Hoden. Der Hoden dient dann als Sockel.

Variante 2

Soll der Penis mitsamt den Hoden auf dem Körper liegend abgeformt werden, dann kann versucht werden, im Streichverfahren zu arbeiten. Dazu werden Penis und Hoden wie gewünscht positioniert, anschließend wird ein fett angerührter Alginatbrei aufgestrichen. Diese Art der Abformung muss mit Gipsbinden verstärkt werden.

Variante 3

Soll eine Abformung des erigierten Penis erfolgen, dann gibt es verschiedene Möglichkeiten, den Penis abzuformen. Am einfachsten ist es, ein Rohr aus Kunststoff oder Pappe in passender Größe über den Penis zu stülpen. Die untere Seite wird mit einem Handtuch abgedichtet, in die obere Öffnung wird der Alginatbrei eingefüllt. Das Modell sitzt dabei am besten auf einem Stuhl und öffnet die Schenkel so weit es geht. Das Wasser für den Alginatbrei sollte in diesem Fall so warm wie irgend möglich sein, um ein gutes Ergebnis zu erreichen.

Das Rohr sollte einen Durchmesser von 6 bis 10 cm haben und etwa 5 cm länger als der Penis sein.

Aus Abformungen dieser Art können Skulpturen aus Hartgießmasse hergestellt werden, verwendet man Silikon-Kautschuk, erhält man einen naturgetreu abgebildeten Penis, der sich auch als Dildo eignet. Möchte man den Abguss dafür verwenden, sollte man unbedingt auf gesundheitlich unbedenkliches Silikon achten!

Der Abguss erfolgt wie gewohnt, bevor Sie die Abformung ausgießen, sollten Sie sie auf Fehler und Krümel untersuchen. Fremdkörper aus Hohlformen entfernen Sie am einfachsten, indem Sie die Form mit Wasser ausschwenken.

6.3.7 Körperabformungen bei Babys und Kleinkindern

Abformungen von Kinderhänden oder Füßen sind ein besonders schönes Geschenk und eine wunderbare Erinnerung für später. Alginat eignet sich aufgrund des schnellen Abbindens und durch die natürliche

Zusammensetzung besonders gut für diesen Zweck. Die Vorgehensweise entspricht der aller anderen Abformungen im Tauchverfahren.

Allerdings ist es nicht ganz leicht, die Kleinen dazu zu bringen, während der Abformung stillzuhalten. Hier lesen Sie einige hilfreiche Tipps, wie es dennoch klappt:

Alginatabformungen beim Säugling

Möchten Sie eine Alginatabformung bei einem Säugling machen, Geht das am leichtesten, wenn das Baby schläft.

Bereiten Sie den Alginatbrei wie in der Anleitung für Handabformungen beschrieben vor und tauchen Sie Babys Hand oder auch seinen Fuß hinein. Damit die Masse schneller abbindet und die Prozedur für das Baby angenehmer ist, können Sie warmes Wasser zum Anrühren verwenden. In der Regel haben Babys einen festen Schlaf und erwachen bei dieser Prozedur nicht.

Da die bevorzugte Handhaltung eines Säuglings ohnehin die Faust ist, können Sie in dieser Position auch die Abformung am einfachsten vornehmen. Für die Abformung wird etwas 100 g Alginat benötigt, das Sie im Mischungsverhältnis Wasser zu Alginat gleich 3:1 anrühren. Um einen Babyfuß abzuformen, ist ungefähr die gleiche Menge an Alginat nötig.

Um die Abformung herzustellen, können Sie das schlafende Baby auf den Arm nehmen und seine Hand, bzw. seinen Fuß in die Alginatmasse stecken. Setzen Sie sich dafür möglichst bequem hin, damit Sie die Position bis zum Abbinden halten können.

Ist die Abformung abgebunden, ziehen Sie Babys Hand oder Fuß vorsichtig aus der Masse. Nach der Herstellung des Abgusses mit Hartgießmasse können sie ihn als stehende Skulptur, zum Beispiel auf einem Holzbrettchen befestigen.

Neben der Hand- und Fußabformung kann auch Babys Popo mit einem Abguss verewigt werden. Ob diese Abformung gleich beim ersten Mal gelingt, hängt hauptsächlich davon ab, wie zappelig der Säugling ist. Auch hier können Sie es versuchen, wenn Ihr Baby schläft, allerdings ist die Wahrscheinlichkeit, dass es beim Windelabnehmen erwacht, bei vielen Säuglingen recht hoch.

Ob schlafen oder wachend, gehen Sie grundsätzlich folgendermaßen vor: Füllen Sie ein Gefäß mit dem Alginatbrei, das so groß ist, dass Babys Popo bequem hineinpasst. Achten Sie darauf, dass Sie den Brei mit relativ warmem Wasser anrühren. Das ist angenehmer für das Baby und auch die Abbindezeit verkürzt sich nochmals. Wenn Sie die Alginatmasse angerührt haben, setzen Sie Ihr Baby mit dem nackten Po in den Brei und halten es in Position, bis das Alginat abgebunden hat. Setzen Sie sich so hin, dass Sie Ihr Kind für die Dauer des Abbindevorgangs bequem halten können. Je bequemer Sie sitzen, umso wohler wird sich auch das Baby fühlen und umso ruhiger wird es sein. Ein waches Baby können Sie ablenken, indem Sie mit ihm sprechen, ihm etwas vorsingen oder es am Fläschchen nuckeln lassen.

Abformungen bei Kleinkindern

Etwas größeren Kindern kann man schon gut erklären, was man vorhat und Ihnen sagen, wie wichtig es ist, für eine kurze Weile still zu halten. Ist Ihr Kind noch zu klein, dann hilft Ablenkung. Lesen Sie ihm eine Geschichte vor oder spielen Sie ein (ruhiges) Fingerspiel. Auch hier ist eine angenehme Temperatur des Alginatbreis wichtig: Verwenden Sie warmes Wasser, bedenken Sie aber, dass es dann wirklich schnell geht, bis der Alginatbrei abgebunden hat.

6.4 Wohin mit den Resten?

Nicht immer hat man das Glück, dass man Alginatpulver und Gießmasse komplett aufbraucht. Dann stellt sich die Frage, was mit den Resten geschehen soll. Eine Möglichkeit der Weiterverwendung von Alginatpulver ist die Herstellung von Kosmetika. Ein Beispiel ist im Kapitel 3.1 beschrieben. Allerdings werden nur geringe Mengen an Alginat gebraucht, es wirkt dort als Gelier- und Bindemittel.

Will man die Reste für den späteren Gebrauch aufbewahren, dann sollte man die angebrochenen Verpackungen gut verschließen. Gut geeignet ist ein Plastiksack, der zusätzlich noch mit Klebeband gesichert wird. Angebrochene wie offene Packungen müssen trocken und frostfrei gelagert werden. Dies gilt für Alginat ebenso wie für die keramischen Gießmassen. Die Aufbewahrungszeit der Materialien ist in der Regel auf der Verpackung angegeben und beträgt zwischen 6 und 12 Monaten.

Arbeitet man mit PUR-Gießharzen lassen sich diese ebenfalls bis zu 12 Monate lagern. Die Lagertemperatur muss zwischen 5 und 30 Grad liegen. Achten Sie darauf, dass das Produkt nicht in der Reichweite von Kindern, in einem gut belüfteten Raum aufbewahrt wird.

Schlußwort

Alginat als Abformmasse bietet viele verschiedene und interessante Verwendungsmöglichkeiten, die meisten davon wurden im vorliegenden Ratgeber vorgestellt. Die detailgetreue Abformung auch feinster Strukturen macht es möglich, ganz realistisch-wirkende Objekte und Skulpturen zu erschaffen. So wird jeder ganz leicht zum Künstler. Natürlich gehört auch etwas Übung dazu, aber im Prinzip kann jeder perfekte Nachbildungen der Wirklichkeit schaffen. Die Abformung eines Babybauches oder der Hand eines Säuglings hält einen Augenblick als greifbare Erinnerung fest. Abformungen aus Alginat schaffen damit gleichzeitig wunderbare und sehr individuelle Geschenke, die mit Sicherheit gut ankommen.

Glossar

Die **Abbindereaktion** ist der Vorgang, bei dem durch chemische Reaktionen zweier oder mehrerer Substanzen aus einem flüssigen Brei, eine feste Masse wird.

Algin ⍰ Alginsäure

Alginat ist der Sammelbegriff für die Salze der Alginsäure.

Alginatbrei entsteht, wenn das Alginatpulver mit Wasser vermischt wird.

Alginatpudding heißt der ausgesteifte Alginatbrei, der eine ähnliche Konsistenz wie Wackelpudding hat.

Alginsäure wird von Braunalgen und verschiedenen Bakterien gebildet und gibt der Zellwand Struktur und Festigkeit.

Auslitern ist der Vorgang, bei dem das Volumen eines Behälters (oder einer Abformung) durch Auffüllen mit Wasser gemessen wird. Die Wassermenge, die in das Gefäß passt, wird anschließend in einem Messbecher abgemessen.

Ein **Dremel** ist ein elektrisches Multifunktionswerkzeug, auf das viele verschiedene Werkzeugaufsätze und Vorsatzgeräte aufgebracht werden können.

Einsumpfen ist erforderlich, wenn man Gips mit Wasser vermischt. Die Mischung bleibt für einige Zeit stehen – sie sumpft ein.

Entformung wird der Vorgang genannt, bei dem der fertige Abguss aus der Abformung herausgeholt wird.

Eine **Hinterschneidung** ist der Bereich hinter abstehenden bzw. hervorstehenden Elementen des Urmodells wie die Nase oder die Finger einer gekrümmten Hand bezeichnet man als Hinterschneidung.

Hohlformen sind Abformungen, die entstehen, wenn ein Objekt mit der Abformmasse (⬚ Alginatbrei) vollständig übergossen werden.

Hydrokolloide sind Eiweiße und Mehrfachzucker (⬚ Polysaccharide), die in Verbindung mit Wasser gelieren. Alginat gehört zu den Hydrokolloiden.

Die **Konsistenz** ist der Aggregatszustand einer Substanz. Sie kann je nach Mischungsverhältnis von flüssig bis fest reichen.

Latex ist eine Emulsion aus Polymeren, die entweder natürlich gewonnen oder künstlich hergestellt werden kann. Natürliche Latexmilch wird aus dem Kautschukbaum gewonnen.

Lebensmittelzusatzstoffe sind Stoffe, die Nahrungsmitteln zugegeben werden, um deren Eigenschaften zu verändern. Sie müssen auf dem Lebensmittel in Form einer E-Nummer gekennzeichnet werden.

Makromoleküle sind Moleküle, die aus vielen verschiedenen gleichen oder unterschiedlichen Atomen oder Atomgruppen bestehen. Aus Makromolekülen bestehen zum Beispiel Eiweiße und Proteine, aber auch verschiedene Kunststoffe und Silikone.

Die **MDI-Richtlinie** bestimmt den Umgang mit dem reizenden Stoff Methylendiphenyldiisocyanat, der in PUR Gießharzen (⬚ Polyurethanharz) enthalten ist.

Ölphase wird im Zusammenhang mit Emulsionen der Zustand genannt, in dem sich das leichtere Öl vom Wasser trennt und oben aufschwimmt.

Die **Negativform** entsteht, wenn ein Körperteil oder ein Objekt mit Alginat oder einer anderen Abformmasse abgeformt wird.

Paraffin ist ein ungiftiger Stoff, der aus Erdöl hergestellt wird. Er wird als Kerzenwachs verwendet, ist aber auch Bestandteil von Hautcreme.

Polysaccharide sind Mehrfachzucker, die aus mindestens 10 Einfachzuckern zusammengesetzt sind. Sie dienen als organische Nähr-, Schleim- und Reservestoffe.

Polyurethanharz (PUR-Harz) ist ein Kunstharz, das als Gießharz zur Erstellung von Abgüssen verwendet werden kann. Je nach Zusammensetzung ist es entweder spröde oder elastisch.

Als **Positivform** bezeichnet man ein Modell, das für die Erstellung einer ⧠ Negativform verwendet wird.

Relief ist die Bezeichnung für eine Darstellung, die sich plastisch vom Hintergrund abhebt und auf der Rückseite flach ist. Je nachdem, wie weit die Darstellung der Figuren oder Ornamente aus der Grundfläche herausragen unterscheidet man Flachrelief, Halbrelief oder Hochrelief.

Der **Schmelzpunkt** ist der Punkt, an dem eine Substanz vom festen, in den flüssigen Zustand übergeht. Er ist abhängig von der spezifischen Schmelztemperatur und dem herrschenden Druck.

Schnell abbindendes Alginat ist Alginat, das durch die Zugabe von Zusatzstoffen besonders schnell reagiert.

Silikon-Kautschuk ist ein künstliches Polymer (⧠ Makromoleküle), das aus Silizium und Sauerstoff besteht. Zusammen mit einem Härter setzt der sogenannte Vernetzungsprozess ein, der das gummiartige Endprodukt erzeugt.

Stearin ist ein Grundstoff, aus dem Seife oder Kerzen hergestellt werden. Die Substanz wird hauptsächlich aus Palmöl oder tierischem Fett hergestellt.

Die **Topfzeit** ist die Zeit, in der eine Mischung verarbeitbar ist. Verwendet wird der Begriff zum Beispiel bei Gips, Klebstoffen oder Kunstharzen.

Trennmittel werden angewandt, um zu verhindern, dass eine Masse mit einer anderen zusammenklebt. Gebräuchliche Trennmittel sind zum Beispiel Seifenwasser, Teflonspray, Wachse oder Vaseline.

Das **Urmodell** bildet die Grundlage für eine spätere Skulptur und wird mit Hilfe der Abformung nachgebildet.

Als **Verlorene Form** bezeichnet man eine Abformung, die nach dem (einmaligen) Abguss zerstört wird.

Ein **Verzögerer** verlangsamt die chemischen Reaktionen, die zum Abbinden des Alginatbreis führen. Verzögerer werden beim Anmischen zugegeben und können die Abbindereaktion um bis zu 75% verlangsamen.

Viskosität bezeichnet die Zähigkeit einer Substanz. Je viskoser ein Material ist, umso dickflüssiger ist es. Die Umkehrung der Viskosität ist die Fluidität.

Zweiteilige Formen sind erforderlich, wenn ein Objekt komplett abgeformt werden soll. Die Halbformen werden für den Abguss zusammengesetzt.

Bildnachweis

Abbildung 1:   © monropic – fotolia

bbildung 2:   © Bildjunge – fotolia

Abbildung 3:   © Dan Race – fotolia

Abbildung 4:   wikipedia – public domain

Abbildung 5:   © Olga Lyubkin – fotolia

Abbildung 6:   © Alex_Mac – fotolia

Abbildung 7:   © Simone Andress – fotolia

Abbildung 8:   © Thomas Duchauffour – fotolia

Abbildung 9:   © bonnpixel – fotolia

Abbildung 10: wikipedia – public domain

Abbildung 11: © Julian Weber – fotolia

Abbildung 12: © margouillat photo – fotolia

Abbildung 13: © trollfactory

Abbildung 14: ©Horst74 – wikipedia (CC)

Abbildung 15: © Michael Tieck – fotolia

Abbildung 16: © rrrob – fotolia

Abbildung 17: © Stefan Thiermayer – fotolia

Abbildung 18: © Express3300 – fotolia

Abbildung 19: © Zolthar – fotolia

Abbildung 20: © Ella – fotolia

Abbildung 21: © Wladimir Wetzel – fotolia

Abbildung 22: © Forgiss – fotolia

Abbildung 23: © Lilia Beck, Bremen – fotolia

Abbildung 24: © Mr. Sister – fotolia